ISO 20387:2018
《生物样本库质量和能力通用要求》
理解与实施

郜恒骏　李军燕　编著

科学出版社
北　京

内 容 简 介

本书对生物样本库标准 ISO 20387:2018《生物样本库质量和能力通用要求》进行了深入解读，涵盖通用准则、结构布局、资源配置、操作流程及管理要求等多个维度。书中采用图文结合的方式，并提供了实用性强、易于操作的实施案例，旨在帮助读者更直观地理解并实施生物样本库的建设与样本保藏标准。通过这些内容，读者可以更有效地建立和运营生物样本库，确保其能够提供满足研究和开发需求的高质量生物样本与数据。

本书适合各类生物样本库（包括医学、动物、植物、微生物和细胞库等）以及转化医学中心的专业人员阅读，也可作为生物样本库认证培训、质量控制培训以及内审员和评审员培训的重要参考用书。

图书在版编目（CIP）数据

ISO 20387:2018《生物样本库质量和能力通用要求》理解与实施 / 郜恒骏，李军燕编著. -- 北京：科学出版社，2024. 11. -- ISBN 978-7-03-080030-5

Ⅰ．R318.08-65

中国国家版本馆 CIP 数据核字第 2024LA2150 号

责任编辑：罗　静 / 责任校对：严　娜
责任印制：赵　博 / 封面设计：无极书装

科 学 出 版 社 出版
北京东黄城根北街 16 号
邮政编码：100717
http://www.sciencep.com
北京富资园科技发展有限公司印刷
科学出版社发行　各地新华书店经销

*

2024 年 11 月第 一 版　开本：720×1000　1/16
2024 年 11 月第一次印刷　印张：14
字数：282 000
定价：198.00 元
（如有印装质量问题，我社负责调换）

编委会名单

主　　任　郜恒骏　生物芯片上海国家工程研究中心
　　　　　李军燕　中国合格评定国家认可中心

副 主 任（按姓氏拼音排序）
　　　　　陈曲波　广东省中医院（广州中医药大学第二附属医院）
　　　　　郭　丹　中国医学科学院北京协和医院
　　　　　吕　京　中国合格评定国家认可中心
　　　　　孙孟红　复旦大学附属肿瘤医院
　　　　　王伟业　上海交通大学医学院附属新华医院
　　　　　魏　强　中国疾病预防控制中心
　　　　　杨亚军　复旦大学
　　　　　张　雷　北京生命科学园生物科技研究院有限公司
　　　　　张小燕　生物芯片上海国家工程研究中心
　　　　　张　允　首都医科大学附属北京友谊医院

参编人员（按姓氏拼音排序）
　　　　　蔡燕宁　首都医科大学宣武医院
　　　　　戴宁彬　苏州市疾病预防控制中心
　　　　　杜莉利　上海芯超生物科技有限公司
　　　　　付　岳　中国合格评定国家认可中心
　　　　　郝　捷　中国科学院动物研究所
　　　　　胡冬梅　中国合格评定国家认可中心
　　　　　胡　颖　北京大学肿瘤医院
　　　　　姜　来　苏州市疾病预防控制中心
　　　　　康晓楠　上海交通大学医学院附属仁济医院
　　　　　李金霞　中国食品发酵工业研究院有限公司
　　　　　李　卡　复旦大学附属中山医院
　　　　　李　曼　广东省中医院（广州中医药大学第二附属医院）
　　　　　卢欣沂　广东省中医院（广州中医药大学第二附属医院）
　　　　　潘鲁湲　中国科学院水生生物研究所

彭桉平　广东省中医院（广州中医药大学第二附属医院）
乔格侠　中国科学院动物研究所
饶　红　中国海关科学技术研究中心
孙　静　广东省中医院（广州中医药大学第二附属医院）
王楚杨　广东省中医院（广州中医药大学第二附属医院）
王　磊　中国科学院动物研究所
王　岩　上海芯超生物科技有限公司
魏　军　宁夏医科大学总医院
吴林寰　中国科学院微生物研究所
吴炜霖　广东省中医院（广州中医药大学第二附属医院）
徐燕萍　上海芯超生物科技有限公司
许蜜蝶　复旦大学附属肿瘤医院
杨　泽　中山国际旅行卫生保健中心
叶　庆　中国科学技术大学附属第一医院（安徽省立医院）
叶　扬　上海芯超生物科技有限公司
尹婷婷　中国科学院昆明动物研究所
曾小莉　首都医科大学附属北京安贞医院
曾　璇　广东省中医院（广州中医药大学第二附属医院）
张礼生　中国农业科学院植物保护研究所
赵庆辉　上海市东方医院（同济大学附属东方医院）
赵秀梅　解放军总医院
周学迅　研远科技（上海）有限公司
周亚莉　中国合格评定国家认可中心
邹佳佳　上海芯超生物科技有限公司

序

  生物样本已被列为国家重大战略资源，生物样本库建设是涉及国家安全的重大基础工程，在疾病预测预防、早筛早诊及个体化诊疗研究中发挥着关键的作用。只有建设高标准生物样本库，才能产生高质量的研究数据库，助力学科建设、转化研究与精准医疗事业的高质量发展。

  在全国生物样本标准化技术委员会（SAC/TC 559）、中国医药生物技术协会组织生物样本库分会（BBCMBA）及中国合格评定国家认可委员会（CNAS）等多方的共同推动下，我国首个生物样本库国家标准 GB/T 37864—2019《生物样本库质量和能力通用要求》发布并实施，这是我国生物样本发展历程中的里程碑事件。国际标准化组织生物技术委员会（ISO/TC 276）正式发布了首个国际标准 ISO 20387:2018，我国作为共同召集人单位组织了该标准的制修订工作。ISO 20387:2018 规定了生物样本库能力、公正性、持续运行（含质量控制）的通用要求，涵盖生物样本收集、处理、存储和分发等方面，为生物样本库建设提供了重要的参考标准和技术规范。以国家与国际标准为依据，我国专家组织制定了首个生物样本认可准则，得到亚太国际的互认，这无疑开创了生物样本技术标准与认可的崭新时代。

  为了帮助从业者更加深入地理解标准并在实践中切实实施各项要求，确保生物样本库的质量和能力符合国际通行标准；同时，也有助于 CNAS 评审专家更加专业、精准地开展生物样本国际认可的评审工作，郜恒骏教授与李军燕老师组织领域专家共同编著该书。该书对国际标准条款进行了详细、深入浅出的理解与剖析，图文并茂、通俗易懂，是生物样本库从业者、相关建设机构与评审专家不可多得的工具书，为生物样本库的标准化工作提供了宝贵的指导，使读者获益匪浅。也期望该"理解与实施"在实践中再不断完善。

  我国生物样本资源极其丰富，在国际上占有很大的优势。尤其是在当今新质生产力蓬勃发展、数据作为生产要素、数据产品及交易的时代，我坚信一批高标准生物样本库的建立，一定能产生海量高质量数据，点燃并激活转化研究活火，为我国生命科学创新研究、生物医药创新研发与健康可持续发展作出重要贡献，成为健康中国 2030 国家精准医疗战略的坚强基石。本人先睹为快，特此推荐。

曹雪涛

中国工程院院士

2024 年 10 月

前　言

近年来，随着各种组学、高通量技术与分子医学研究的迅猛发展，生物样本作为基础、临床研究的重要源头，大样本验证是快速实现转化医学并实施精准医疗的关键环节，当前正迎来极其难得的发展机遇。高标准的生物样本"样品"才能产生高质量的研究"数据"与高质量的转化研究"产品"。然而，长期以来我国生物样本库建设尚存在诸多问题，如缺乏标准、质控体系，以及信息化管理与安全保障系统，专业技术人才匮乏、样本的共享机制不健全等，当务之急是解决标准问题，只有高标准，才有高质量。

欣慰的是，过去 15 年，一批中国生物样本库人（China Biobanker）敢于创新、勇于担当、乐于奉献、甘当铺路石，于 2009 年牵头创办中国医药生物技术协会组织生物样本库分会，发布首个中国医药生物技术肿瘤生物样本库行业标准，同时组织制定发布了系列团体标准、共识与《中国肿瘤整合诊治指南（CACA）》（中英文版），并三次翻译了 *ISBER Best Practices*《生物样本库最佳实践》。2015 年牵头创办全国生物样本标准化技术委员会（SAC/TC 559），组织制定国家生物样本标准体系并发布首个生物样本库国家标准 GB/T 37864—2019，至今已发布 22 个国家标准。作为共同召集人牵头组织制定生物样本库与生物资源国际标准 ISO 20387:2018。牵头推进国家 CNAS 生物样本库认可准则的出台，其于 2018 年被国际权威组织 ILAC 确定为新认可制度，2020 年获得 APAC 成员国高票表决通过（58/61，95%）亚太国际互认。同时《中国生物样本库——理论与实践》《2018中国生物样本库年鉴》《临床生物样本库的探索与实践》等专著相继出版。从此，中国生物样本库迈进标准与认可的崭新时代。生物样本库已被列为国家重大战略资源并涉及国家安全的重大基础工程，成为研究型医院打造、国家精准医疗（预测预防、早筛早诊与个性化治疗）战略实施、创新型国家建设的坚强基石，备受政界、学术界、医学界、产业界与资本界的高度关注。

为了中国生物样本库人及相关机构更加深入地理解国际标准并在实践中切实实施各项要求，规范并提升其管理水平和操作能力，打造一支强大的专业人才队伍，确保生物样本库的质量和能力符合国际通行标准；同时，也有助于国家 CNAS评审专家更好地开展认可的评审工作，我们组织领域专家共同编著了《ISO 20387:2018〈生物样本库质量和能力通用要求〉理解与实施》。非常感谢领域专家丰富经验的倾情奉献、不辞劳苦地供稿与编制、多次激烈的讨论与辩论，使得本书不断得以完善。本书从通用、结构、资源、过程与质量管理体系要求等方面对国际标准条款逐一展开阐释，以图文并茂的形式提供了操作性较强的实施案例，以便大家参考和借鉴，以期使生物样本库建设的参考标准和技术规范更加易于理解和具体可行，使各方更好地理解并落实生物样本库建设与生物样本保藏的要求，确保生物样本库能更好地运作，并有能力提供符合研究和开发所需质量要求的生物样本和相关数据。本书可供各种生物样本资源库（如医学、动物、植物、微生物与细胞等）、转化医学中心等机构中计划通过生物样本库认可的专家阅读，也可作为生物样本岗前与质量达标检查培训的参考资料，还可作为生物样本库认可内审员和评审员培训的参考用书。

本书的编写出版得到了标准起草单位、中国合格评定国家认可委员会以及行业多位专家的大力支持，在此表示衷心的感谢。同时，本书难免存在不当之处，还请各位读者给予指正，以期在实践中不断完善。

郗恒骏

全国生物样本标准化技术委员会　　　　　　　主任委员

中国医药生物技术协会组织生物样本库分会　主任委员

生物芯片上海国家工程研究中心　　　　　　主　　任

李军燕

中国合格评定国家认可委员会

2024 年 10 月

目　　录

第一章 概　述

21世纪是生命科学和医学的世纪。生物样本资源作为探索疾病发生、发展、诊断和治疗，以及药物研发、健康预防等研究与转化应用的重要基础，广泛应用于系统生物医学、疾病基础与临床、药物基因组学与药物靶点开发等研究。它是现代医学科学研究的坚实基础，精准医学和医疗大数据发展的根基，转化医学研究的支撑和源泉，是涉及国家安全的重大基础工程，是推动生命科学和医学不断前进的关键。生物样本库作为保藏生物样本的资源库，已然成为研究型医院、国家精准医疗战略及创新型国家建设的重要组成部分，被列为国家重大战略资源，《时代周刊》将其列为"改变世界十大规划"之一。

然而，中国的生物样本库建设起步较晚，整体发展水平相对滞后，亟待建立健全规范化高质量的标准化流程、质量控制体系、规范化信息化管理系统、样本库资源共享机制等；此外，还存在对"生物样本学"学科的认识不足、财政投入不足、专职部门缺乏、专业人才匮乏、样本利用率不高、样本库自身造血能力普遍较弱等问题。这些问题严重影响了我国生命科学研究水平，阻碍了我国生物医药产业的健康发展。

为了促进我国生物样本库标准化建设与应用，全国生物样本标准化技术委员会（National Technical Committee on Bio-specimen of Standardization Administration of China，SAC/TC 559）、中国医药生物技术协会组织生物样本库分会（Biobank Branch，China Medicinal Biotech Association，BBCMBA）及中国合格评定国家认可委员会（China National Accreditation Service for Conformity Assessment，CNAS）等多方经过不断努力，2019年8月30日，国家市场监督管理总局（国家标准化管理委员会）发布2019年第10号中国国家标准公告，批准国家标准GB/T 37864—2019《生物样本库质量和能力通用要求》发布实施。GB/T 37864—2019等同采用国际标准ISO 20387:2018 Biotechnology-Biobanking-General requirements for biobanking，是生物样本库领域首个国家标准，对于我国生物样本库学科发展有重大意义，为我国生物样本保藏领域标准的建立，以及我国生物样本库认可制度的完善奠定了坚实的第一步！

GB/T 37864—2019规定了生物样本库能力、公正性、持续运行（含质量控制）的通用要求，以确保生物样本和数据的质量。GB/T 37864—2019适用于所有从事生物样本保藏的机构，包括为研究和开发而保藏多细胞有机体（如人、动物、真菌和植物）及微生物的生物样本库。其主要包含五个方面：通用要求、结构要求、资源要求、过程要求和质量管理体系要求，并对每一项内容进行了详尽的规定。通用要求上，规定了生物样本库建设的总体要求、公正性、保密性等内容；结构要求上，规定了组织架构、部门职能、管理层等内容；资源要求上，规定了人员，设备，基础设施/专用场地和环境要求，外部提供的过程、产品和服务等要素的要求；过程要求上，规定了生物样本的采集、接收、分发、运输、可追溯性、制备、保存、储存、质量控制、方法的确认和验证、信息和数据管理、不符合输出、报告要求、投诉等内容；管理要求上，规定了质量管理体系文件记录和控制、风险防范措施、纠正措施、持续改进、内部审核、质量管理评审等内容。

为了有效理解 GB/T 37864—2019（ISO 20387:2018，IDT）原文条款，全面系统地掌握其精髓和要义，本书《ISO 20387:2018〈生物样本库质量和能力通用要求〉理解与实施》以 GB/T 37864—2019 原文标准为基础，对标准的条款要点、实施与评审重点等进行全面解读。本书将按照"标准条款""条款理解""实施案例"三个层次，逐条对标准的要求进行解读。"标准条款"是对 GB/T 37864—2019 原文条款文本的罗列；"条款理解"是对标准条款文本的理解与阐释，是对生物样本库活动实施应该侧重的条款要点的理解；"实施案例"是在理解原文要点的基础上，从生物样本库的日常运行中选择的具有代表性的工作案例予以补充说明，对相关文件进行分享。对于某些要求显而易见或者很明确的条款，本章会从简或从略说明。

第二章 适 用 范 围

GB/T 37864—2019《生物样本库质量和能力通用要求》（ISO 20387:2018，IDT）规定了生物样本库能力、公正性、持续运行（含质量控制）的通用要求，以确保生物样本和数据的质量。

适用对象：所有从事生物样本保藏的机构，包括为研究和开发而保藏多细胞有机体（如人、动物、真菌和植物）及微生物的生物样本库。生物样本库用户、监管机构、同行评估组织、认可机构均可使用本标准来确认或承认生物样本库的能力。

本标准不适用于食品、种子生产、分析和治疗的生物样本。

注 1：国际、国内和地区法规或要求也适用于本标准中的特定条款。

注 2：为诊断和治疗目的而采集和使用人类样本的机构首先遵守 ISO 15189 和其他临床标准的要求。

第三章　术语和定义

第一节　标　准　原　文

【标准条款】

3　术语和定义

下列术语和定义适用于本文件。

3.1

登记　accessioning/logging

记录新增生物样本和/或相关数据。

3.2

获得　acquisition

取得样本和/或相关数据的所有权和/或监管权的行为。

3.3

相关数据　associated data

生物样本的附属信息，包括但不限于研究数据、表型数据、临床数据、流行病学数据和生物样本处理过程得到的数据等。

3.4

样本鉴定　authentication

通过特定技术手段/文件在一定水平确定生物样本属性，确认样本真实性的过程。

3.5

生物样本库　biobank

开展生物样本保藏（3.6）的合法实体或其部分。

3.6

生物样本保藏　biobanking

生物样本获得（3.2）和储存过程，包括以下部分或全部活动，即生物样本及相关数据和信息的收集、制备、保存、测试、分析和分发。

3.7

生物样本　biological material

从人体、动物、植物、微生物或非动/植物类的多细胞生物（如棕色海藻和真菌）等生物个体获得或衍生的任意物质。

3.8

生物安全 biosafety

用于防止病原体和毒素的意外暴露及其意外泄露发生的原则、技术和规程。

3.9

生物安保 biosecurity

生物样本库保存、运输和/或提供的病原、基因修饰有机体、产生毒素的全部或部分有机体及这类毒素，设计机构和个人的保护措施和流程，防止其丢失、偷盗、误用、转移和有意/无意的泄露。

3.10

目录 catalogue

系统编排的列表或记录，通常包含描述信息。

3.11

编目 cataloguing

建立和维护目录的行为。

3.12

监管链 chain of custody

过程（3.39）的每一步对生物样本及相关数据的责任或控制。

3.13

能力 competence

能够应用知识、经验和技能实现预期结果的才能。

3.14

投诉 complaint

任何人员或组织向生物样本库（3.5）就其活动、产品或结果表达不满意（非申诉），并期望得到回复的行为。

注1："活动、产品或结果"包括生物样本和/或关联数据。

注2："申诉"的定义见 ISO/IEC 17000:2004 的 6.4。

3.15

合格 conformity

满足要求。

3.16

关键 critical

对生物样本和/或相关数据满足预期要求有潜在影响的因素。

3.17

专用场地 dedicated area

生物样本库（3.5）保存生物样本或生物样本库（3.5）活动所在的空间。

3.18

销毁 destruction

消除生物样本和/或删除相关数据，使其无法复原的过程。

3.19

弃用　disposal

移除生物样本和/或相关数据的行为，通常是为了将之废弃、销毁或退回给提供者/供体。

3.20

分发　distribution

向接收者或用户提供经选择的生物样本和/或相关数据的过程。

3.21

信息记录　documented information

生物样本库要求控制和保留的信息及信息载体。

注1：信息记录可以是任意形式、任何载体和任意来源。

注2：信息记录包括：

——管理系统，包括相关的过程。

——因生物样本库运营而产生的信息（记录）。

——获得结果的证据。

3.22

供体　donor

生物样本保藏(3.6)中收集的生物样本和/或相关数据来源的有机体如人类、动物、植物等。

注：人类样本的供体可以是生物样本提供者（3.41）。

3.23

检查　examination

一系列确定生物样本价值和属性特征的操作。

3.24

满足要求　fit for purpose

满足预期要求　fitness for the intended purpose

符合预设要求。

注：要求的设定可以由生物样本库决定或在生物样本采集时与样本使用者协商决定，并考虑分析标准和其他相关标准。

3.25

管理　governance

管理者制定运行政策和管理措施，并就科学、行政、技术、财务等问题提出建议/决定。

3.26

公正性　impartiality

体现客观性。

注 1：客观性是指不存在利益冲突，或对生物样本库活动造成不利影响的利益冲突已解决。

注 2：其他可用于传达公正性的术语有独立、摆脱利益冲突、摆脱偏见、摆脱成见、中立、公正、开放性、公平性和平衡。

3.27

室间比对 interlaboratory comparison

按照预先规定的条件，由两个或多个实验室对相同或类似的项目进行测量或检测的组织、实施和评价。

3.28

交互性 interoperability

即使用户略知或不知其他单元的独特特征，也能在各功能单元之间进行通讯，执行程序或传输数据。

3.29

生命周期 life cycle

生物样本和相关数据从收集（如适用）、获得或接收，到分发、弃用或销毁的连续不间断的过程。

注：本术语仅指生物样本保藏的生命周期。

3.30

计量溯源性 metrological traceability

通过一条具有规定不确定度的不间断的比较链，使测量结果能够与参考标准联系起来的特性。

3.31

微生物 microorganism

微观生命体。

注：如病毒，所有原核生物（古细菌和细菌）和几种真核生物、真菌，包括酵母、藻类、原生生物。

3.32

不符合 nonconforming

偏离特定要求。

3.33

员工 personnel

生物样本库（3.5）聘用的或为生物样本库工作的人员。

3.34

保存 preservation

防止或延缓生物样本生物或物质特性退化的行为。

3.35

程序 procedure

执行活动或过程（3.39）的特定方式。

3.36

处理 processing

在生命周期（3.29）的所有阶段对生物样本和相关数据执行的全部活动。

3.37

制备 preparation

在生物样本收集之后，为使其适用于未来生命周期（3.29）的使用、储存（3.47）或分发（3.20）而在实验室中进行的活动。

注：这些活动包括：离心、匀浆、纯化、固定、稳定、复制、过滤、分类、培养、真空干燥、冷冻干燥、冷冻和解冻、组织切片、分馏、分配/分装、冻存等。

3.38

处理方法 processing method

在处理（3.36）生物样本和/或相关数据时，对其内在特性具有潜在影响的程序。

3.39

过程 process

将输入转化为预期结果的相互关联或相互作用的一系列活动。

3.40

能力验证 proficiency testing

利用实验室间比对，按照预先制定的准则评价参加者的能力。

注 1：在本标准中，术语"能力验证"具有极为广泛的含义，包括但不限于以下类型：

a）定量计划 quantitative scheme——该类计划是确定能力验证物品的一个或多个被测量的量；

b）定性计划 qualitative scheme——该类计划是对能力验证物品的一个或多个特性进行鉴别或描述；

c）顺序计划 sequential scheme——该类计划是将检测或测量的一个或多个能力验证物品按顺序分发，并按期返回能力验证提供者；

d）同步计划 simultaneous scheme——在该类计划中分发能力验证物品，在规定期限内同时进行检测或测量；

e）单次计划 single occasion exercise——在该类计划中，为单个需求提供能力验证物品；

f）连续计划 continuous scheme——在该类计划中，按规定间隔提供能力验证物品；

g）抽样 sampling——在该类计划中，为后续的分析抽取样品；

h）数据转换和解释 data transformation and interpretation——在该类计划中，

提供成组的数据或其他信息，要求对信息进行处理以给出解释（或其他结论）。

注2：在医学领域的某些能力验证供方，利用术语"外部质量评价（EQA）"表示其能力验证计划和/或更广义的计划。

3.41

提供者/寄存者 provider/depositor

向生物样本库（3.5）提供生物样本和/或相关数据的人或机构。

注：不包括能力验证提供者和外部供应方。

3.42

伪名化 pseudonymization

对个人数据进行处理的一种方法，使这些数据在不使用额外信息的情况下无法识别特定主体。

注：额外信息保持独立，并采用技术和组织措施确保个人信息无法关联到某个确定或可识别的主体。

3.43

珍稀生物样本 rare biological material

稀缺而珍贵的生物样本。

3.44

接收者 recipient

接收分发生物样本和/或相关数据的人或机构。

3.45

样品 sample

整体中的部分。

3.46

稳定性 stability

生物样本的一种性质，能在特定的时间和储存条件下将其内在性质维持在指定范围内。

3.47

储存 storage

将生物样本保持在特定条件下以备将来使用。

3.48

标识 tagging

在生物样本上标记用于识别、定位或提供其他信息。

注：实现方式可以是电子装置。

3.49

可追溯性 traceability

追溯对象的历史、应用情况或所处位置的能力。

注1：当考虑产品或服务时，可追溯性可涉及以下方面：

——原材料和零部件的来源；

——加工历史；

——产品或服务交付后的分布和所处位置。

注 2：在计量学领域中，采用 ISO/IEC 指南 99 的定义。

3.50

唯一标识符　unique identifier

与给定系统中的单个实体相关联的代码。

注：标识符使每个生物样本及其相关数据之间建立明确的联系。

3.51

用户　user

使用者、调查人员或其他接收或使用生物样本库服务的人。

3.52

确认　validation

通过提供客观证据对特定的预期用途或应用要求已得到满足的认定。

注 1：确认所需要的客观证据是指测试或其他形式的测定（如变换方法进行计算或文件评审）的结果。

注 2："已确认"一词用于表明相应的状态。

注 3：确认所使用的条件可以是实际的或模拟的。

3.53

验证　verification

通过提供客观证据对规定要求已得到满足的认定。

注 1：验证所需要的客观证据是指检验或其他形式的测定（如变换方法进行计算或文件评审）的结果。

注 2：为验证所进行的活动有时被称为鉴定过程。

注 3：已验证一词用于表明相应的状态。

3.54

工作流程　workflow

结构化的一系列过程。

第二节　标准解读

【条款理解】

3.1　登记

新增生物样本和/或相关数据指的是新获得的，尚未进入生物样本库管理的生物样本和/或相关数据。

本标准中涉及"登记"术语的条款有：4.1.1、7.1.1、7.3.2.1。

3.2　获得

获得是指样本库针对样本和/或相关数据发生的采集/收集或者接收等行为。在样本库环境下，所有权包括的权利有占有、处理制备、储存、销毁、分发、运输和使用；监管权包括的权力有保存、储存、分发、运输，但不包括占有和使用。

本标准中涉及"获得"术语的条款有：7.2.1.2、7.3.2.1、7.3.2.2、7.3.2.4、7.3.2.5、7.5.1、7.8.1.2、附录 A.2、附录 B.2。

3.3　相关数据

数据与样本存在联系，数据可以是样本所属生物个体的个人信息（包括人口学信息、表型信息及临床诊疗信息等），也可以是对样本进行处理/制备、检测或测试、研究等过程中产生的信息。

本标准中涉及"相关数据"术语的条款有：6.3.2、6.3.5、6.4.4、7.1.1、7.3、7.11.1.4、7.12.2.1、8.5.2、8.9.2、8.9.3、附录 B.1、附录 B.4。

3.4　样本鉴定

指的是通过技术鉴定、查阅文件记录等方式识别生物样本的标识信息是否准确，明确生物样本的身份信息。

本标准中涉及"样本鉴定"术语的条款有：6.4.4、6.4.6、7.12.2.1。

3.5　生物样本库

合法实体指的是具有法人资格，享有民事权利和承担民事义务的国家机关、社会团体、企业和事业单位等，即法人组织。

3.6　生物样本保藏

保藏不仅指保存和储存，还包括采集、收集、接收登记、制备、质量控制、分发、检测、运输和销毁等生物样本相关活动。

本标准中涉及"保藏"术语的条款有：4.1.1、5.9、6.3.4、6.5.1、7.2.3.3、7.5.1、7.8.2.1、8.1.1、8.2.1、8.5.3、8.6.2。

3.7　生物样本

在本标准中，人类生物样本特指实体部分或衍生物质，另外，在动植物、微生物中，生物样本可以是整体。

3.8　生物安全

原则、技术和规程具体指预防或控制病原体和毒素的意外接触或释放的方法和措施。

本标准中涉及"生物安全"术语的条款有：4.1.1、6.3.2、7.3.2.2、附录 A.2、附录 B.2。

3.9　生物安保

具体指通过设计安保措施和流程，防止病原体和毒素的丢失、失窃、误用、转移和故意/意外泄露。

在本标准中涉及"生物安保"术语的条款有：4.1.1、6.3.2、7.3.2.2、附录 A.2。

3.10　目录

指记录、归档/存储样本库中生物样本的相关信息，对数据进行分组和细分，使其更易于查找、管理和参照。

本标准中涉及"目录"术语的条款有：7.10.5。

3.11　编目

本标准中涉及"编目"术语的条款有：4.1.1、6.5.5。

3.12　监管链

指在生物样本库的保藏活动中，落实生物样本及其相关数据的全生命周期中经历的每个步骤、时间点和过程的责任归属，并进行监督和控制。

在本标准中涉及"监管链"术语的条款有：7.4.2。

3.13　能力

本标准中涉及"能力"术语的条款有：6.2.1.3、6.2.2、6.2.3、6.4.2、6.4.4、7.8.2.9、8.2.1、8.2.3、附录 C.3。

3.14　投诉

指样本库相关方对样本库提供的服务、产品或结果或者投诉处理过程本身，通过书面、电子或口头交流形式表达不满意，并期望样本库给予答复的行为。任何人员或组织均可以向生物样本库投诉，投诉既是用户维护自己权益的权利，也是样本库保证其工作规范、公正，对客户意见进行反馈处理的重要承诺。投诉分为有效投诉和无效投诉。

在本标准中涉及"投诉"术语的条款有：7.5.2、7.13、8.9.2。

3.15　合格

本标准中涉及"合格"术语的条款有：7.2.3.3、7.8.2.3。

3.16 关键

本标准中涉及"关键"术语的条款有：6.4.1、6.5.1、6.5.4、6.5.7、6.5.8、6.5.9、7.1.1、7.4.2、7.6.2、7.8.1.1、7.8.3.1、7.9.1、7.9.2.1、附录 A.1、附录 B.4。

3.17 专用场地

专用强调独占性和排他性，场地仅用于样本库活动。该场地通常与所在机构或部门现有场地存在物理分隔，但可以是所在机构或部门现有场地的一部分。

本标准中涉及"专用场地"术语的条款有：6.1.1、6.3.1、6.3.2、6.3.4、6.3.5、6.3.7。

3.18 销毁

定义中的消除对应的是不存在任何复原和重建的可能性。

本标准中涉及"销毁"术语的条款有：4.1.1、4.1.8、7.5.1。

3.19 弃用

定义中的移除包含废弃、销毁（3.18）、退回，其中废弃和退回可能保留数据记录。

本标准中涉及"弃用"术语的条款有：7.1.1、7.5.1、7.5.3、8.4.2、附录 A.7、附录 B.7。

3.20 分发

定义中的经选择指满足接收者或用户需求。

本标准中涉及"分发"术语的条款有：4.1.1、4.1.8、7.3、7.8.2.3、7.8.2.4、8.4.2、附录 A.7、附录 B.7。

3.21 信息记录

本标准中涉及"信息记录"术语的条款有：6.4.6、7.2.1、7.3.2.5、7.5.1、7.8.2.2、8.2。

3.22 供体

本标准中涉及"供体"术语的条款有：4.3.1、4.3.2、4.3.3。

3.23 检查

指分析和测试的过程，包括用于定量或定性检查的各种参数测试或化学操作。定义中的价值和属性特征包括数量和浓度等物理属性、质量、身份信息等。

在本标准中涉及"检查"术语的条款有：4.1.1、6.5.12。

3.24 满足要求

指生物样本库向使用者或用户提供的产品、过程或服务达到使用者或用户以协议方式提出的要求。

本标准中涉及"满足要求"术语的条款有：7.8.1.2。

3.25 管理

本标准中涉及"管理"术语的条款有：5.8、5.10、8.1.2f)、8.1.3、8.2、8.3、8.5.1a)、附录 C。

注：本文中"管理"特指治理。

3.26 公正性

本标准中涉及"公正性"术语的条款有：4.2、8.2.3。

3.27 室间比对

由两个或多个实验室，按照预先规定的条件对相同或类似的项目进行测量或检测的组织、实施和评价的全部活动。实验室间比对是实验室进行方法验证确认、能力监控和能力验证的重要方法。确定实验室能力、识别实验室存在的问题与实验室间的差异，是判断和监控实验室能力的有效手段之一。（ISO 17043 术语定义）

本标准中涉及"室间比对"术语的条款有：7.8.2。

3.28 交互性

一般指不同信息系统之间的数据交换和理解的能力。

3.29 生命周期

本标准中涉及"生命周期"术语的条款有：7.1、7.5.1、7.9.1、附录 A。

3.30 计量溯源性

指通过一条形成文件的、具有规定测量不确定度及不间断的比较链，使测量结果与参考标准联系起来，比较链中的每项校准均会引入测量不确定度。

本标准中涉及"计量溯源性"术语的条款有：6.5.10。

3.31 微生物

本标准中涉及"微生物"术语的条款有：6.3.4。

3.32 不符合

本标准中涉及"不符合"术语的条款有：5.9、6.4.1、7.11、8.7。

3.33　员工

本标准中涉及"员工"术语的条款有：4.3.4、5.10、6.2、7.1、7.2、7.5。

3.34　保存

与 3.6 区分，保存为保藏的其中一个环节。

本标准中涉及"保存"术语的条款有：4.1、6.4、6.5、7.1、7.5、7.6、7.12、8.3、附录 A、附录 B。

3.35　程序

是为了进行某项活动或过程所规定的途径及指导文件具体化，可遵循"5W1H"原则制定，如 3.39。

本标准中涉及"程序"术语的条款有：4.1、5.9、6.3、6.5、7.1、7.2、7.5、7.6、7.7、7.8、7.9、7.10、7.11、7.13、8.9、附录 B。

3.39　过程

指保藏中的每一项活动。

本标准中涉及"过程"术语的条款有：4.1、5.5、6.3、7.5、7.7、7.8、7.11、7.13、8.5、8.7。

3.40　能力验证

本标准中涉及"能力验证"术语的条款有：7.8。

3.41　提供者/寄存者

强调"提供者"区别于"（3.22）供体"，是指将样本和/或相关数据转移至生物样本库的人或机构。动物、植物、微生物样本的提供者可以是样本所有权人，例如畜禽主人或机构。

3.43　珍稀生物样本

稀缺、珍贵可根据种群珍稀濒危程度、获取难易程度，结合样本库所在国家地区法律法规、评估报告、文献报道判断，如《世界自然保护联盟濒危物种红色名录》《国家重点保护野生动物名录》《中国罕见病定义研究报告》《濒危野生动植物种国际贸易公约附录Ⅰ、附录Ⅱ和附录Ⅲ》（CITES 附录）等。同时可结合样本库已有保藏情况定义。

3.45　样品

强调整体中的部分，可以是完整个体的器官，也可以是器官中的部分组织。注意与医学、科学研究中常用的"标本""生物材料"同义，但不同于"动植物标本"。后者指动植物完整个体或部分皮张、骨骼等维持个体原貌而长久保存的实物。用于鉴定、展览、科普教育的动植物标本一般不认为是生物样本，但出于科研目的，从动植物标本中采集的部分组织可以认为是生物样本。

本标准中涉及"样品"术语的条款有：7.8、附录 B。

3.46　稳定性

本标准中涉及"稳定性"术语的条款有：7.8。

3.47　储存

解释储存和保存的关系：保存强调的是行为，储存强调的是未来的用途。本标准中涉及"储存"术语的条款有：4.1、4.3、6.3、6.4、6.5、7.1、7.5、7.6、7.7、7.8、7.12、8.4、附录 A、附录 B。

3.48　标识

本标准中涉及"标识"术语的条款有：6.5、7.1、7.5、7.7、7.12。

3.50　唯一标识符

本标准中涉及"唯一标识符"术语的条款有：7.5、7.7。

3.52　确认

3.53　验证

"确认"和"验证"，作为两个易混淆的概念，ISO 9000 验证的方法是已经过认可或认证的，确认的方法可以是非标/自建的。

本标准中涉及"确认"术语的条款有：5.8、7.9、附录 A。

本标准中涉及"验证"术语的条款有：5.8、6.4、6.5、7.1、7.8、7.9、附录 A。

3.54　工作流程

本标准中涉及"工作流程"术语的条款有：7.1、7.2。

第四章 通 用 要 求

第一节 总 则

【标准条款】

4 通用要求

4.1 总则

4.1.1 生物样本库应有程序指导任何类型的生物样本和相关数据的保藏。包括特定的样本前处理过程、收集/采集、获取和接收、记录、登记、编目/分类、检查、制备、保存、储存、数据管理、销毁、包装以及安全防护、分发和运输。生物样本库应建立程序确保符合生物安保和生物安全的要求，这些程序还应评估风险并建立防范措施。

【条款理解】

程序是指为实现目标建立执行活动或过程的特定方式，以保证生物样本库正常运行的体系。生物样本库应建立程序以贯穿生物样本库整个运行体系，使活动顺利、有效地达到预期目的。程序可分为基础通用程序（如仪器设备、环境设施、人员培训程序、公正性程序和保密性程序等）和各生物样本库根据自身特点制定的个性化程序。

生物样本库应基于标准规定、样本库发展的战略定位和风险评估结果，规划和设计质量管理体系和标准化流程，并形成文件以保证生物样本质量，按照标准规划和设计保证样本能最大限度地接近其原始状态，并减少采集、处理及储存过程带来的样本间的差异。

生物样本库应有程序指导任何类型的生物样本和相关数据的保藏，包括流程（知情同意流程、样本采集流程、样本接收流程、样本处理流程、样本储存流程、样本质控流程、样本使用流程、样本分发流程、样本运输流程和样本弃用流程等）、库区（场地、通风、承重、空调、温度、湿度、照明、空间分配、样本处理及储存设备、温度监控和消防）、样本制备（样本类型、分装溶剂和数量、耗材和试剂等）、信息（信息化需求、样本位置管理、供体信息、采集/处理/储存信息、质控信息、验证信息、出库和运输信息、随访信息和研究返回信息等），以及其他（资金、人员、应用方向和伦理等）。生物样本库应建立生物安保和生物安全的风险评估、预防和应急程序，贯穿于生物样本库整个运行体系。

【标准条款】

> 4.1.2　在可能的情况下，生物样本库宜关注用于后续使用生物样本和/或相关数据的最低要求，以确保这些生物样本和相关数据能满足可重复性研究。

【条款理解】

生物样本和/或相关数据来之不易，生物样本库宜关注使用所需的最小使用量，将处理的样本按照最小使用量分装多管进行规范保藏，以用于重复性研究或未来其他研究，实现样本库的持续性发展。

最低要求取决于生物样本类型及其后续使用用途、方法，样本库宜储存至少一次重复使用的量。如何明确后续生物样本和/或相关数据使用的具体最低要求，可通过查阅国际、国家和行业公认标准，亦可通过对文献报道进行询证分析来确定。例如，鸟类血液样本提取 DNA 通常需 50μl，而哺乳动物血液内成熟红细胞无细胞核，提取哺乳动物血液内 DNA 通常需 150μl。

医疗卫生机构以科研目的获取的，以及疾病预防、诊疗和控制活动剩余的人类生物样本宜按照《医疗卫生机构科研用人类生物样本管理暂行办法》开展获取、储存、使用和共享活动。

【标准条款】

> 4.1.3　生物样本库的目标宜明确和可行。

【条款理解】

在生物样本库建设初期，应明确样本库职能、样本来源、样本种类及初期储存量，最大限度地发掘生物样本库的价值，避免不必要的资源浪费。在样本库建设中，应参考相关文件结合自身特点制定相关的目标，如"生物样本库要达到某一水平""生物样本库要符合什么标准""生物样本库承接什么样的任务和样本"等。生物样本库的目标应可量化可执行，应与制定的生物样本库方针一一对应。目标可行指现有资源配置能满足目标的实现。

【实施案例】

1. 坚持公正、公平、公开审查各项目入库申请，确保≥98%的申请项目 5 个工作日内出具生物样本库形式审查意见，为服务对象提供高效、优质的服务，追求服务对象（提供者/接收方/用户等）满意度 90%以上（1 年 1 次）。

2. 新进人员岗前培训率 100%；设备校准计划完成率 95%以上（1 年 1 次）。

3. 技术性差错事故≤2 次/年，无重大差错，杜绝责任事故。

4. 样本接收：项目伦理审批 100%；样本拥有知情同意书 100%。

5. 样本收集/制备：血液样本当天制备完成率≥95%、24h 内完成率 100%；其他样本 24h 内完成率 100%。

6. 样本储存监控：储存设备温度失控报警 30min 内到位处理率≥98%；环境温湿度报警 2h 内到位处理率≥95%。

【标准条款】

> 4.1.4 与生物样本库活动、过程和程序相关的信息应以易理解的格式形成文件。

【条款理解】

每份文件需能够回答："做什么""为什么""何时做""哪里做""谁来做""怎么做"，以实现写你应做、做你所写、记你所做、审查记的、更改错的。文件作为程序的载体是生物样本库目标的实现途径。文件的起草、更新、归档步骤如下：

a）文件发布前要获得批准；

b）必要时对文件进行修改、更新，重新批准；

c）确保文件的更改和版本更新都清晰记录；

d）工作场所能及时获得相应文件的当前授权版本，定期审查及修订，确保其持续适用；

e）确保文件易读易用；

f）对外部来源文件做标识，且发布受控；

g）防止使用过期文件，及时撤除无效或作废文件。

【标准条款】

> 4.1.5 文件应包括相关程序生成的信息、质量管理体系（见第 8 章）及设施/专用场地管理的信息。

【条款理解】

文件是程序的具体呈现，应体现样本库所有程序的相关信息，包括但不限于场地、设备、组织、人员、伦理、样本全流程、样本信息数据全流程、生物安全和生物安保所产生的信息，保证生物样本库能够安全、公平、高效地运行，使生物样本和数据的保藏获益最大化。文件应记录编制日期、发布日期和版本号。

【标准条款】

> 4.1.6　生物样本库应遵守相关生物样本及相关数据的区域、国家和国际的伦理规范。
>
> 　　注：更多信息可参见 ISO 26000。

【条款理解】

生物样本库应遵守伦理相关的法律规范，包含但不限于以下条款。

一、《中华人民共和国生物安全法》（2021 年 4 月 15 日起施行）

1. 第七条规定：相关科研院校、医疗机构，以及其他企业事业单位应当将生物安全法律法规和生物安全知识纳入教育培训内容，加强学生、从业人员生物安全意识和伦理意识的培养。

2. 第三十四条规定：从事生物技术研究、开发与应用活动，应当符合伦理原则。

3. 第四十条规定：从事生物医学新技术临床研究，应当通过伦理审查，并在具备相应条件的医疗机构内进行；进行人体临床研究操作的，应当由符合相应条件的卫生专业技术人员执行。

4. 第五十五条规定：采集、保藏、利用、对外提供我国人类遗传资源，应当符合伦理原则，不得危害公众健康、国家安全和社会公共利益。

二、《中华人民共和国个人信息保护法》（2021 年 11 月 1 日起施行）

1. 第十四条规定：基于个人同意处理个人信息的，该同意应当由个人在充分知情的前提下自愿、明确作出。法律、行政法规规定处理个人信息应当取得个人单独同意或者书面同意的，从其规定。个人信息的处理目的、处理方式和处理的个人信息种类发生变更的，应当重新取得个人同意。

2. 第四十四条规定：个人对其个人信息的处理享有知情权、决定权，有权限制或者拒绝他人对其个人信息进行处理；法律、行政法规另有规定的除外。

三、《中华人民共和国数据安全法》（2021 年 9 月 1 日起施行）

1. 第八条规定：开展数据处理活动，应当遵守法律、法规，尊重社会公德和伦理，遵守商业道德和职业道德，诚实守信，履行数据安全保护义务，承担社会责任，不得危害国家安全、公共利益，不得损害个人、组织的合法权益。

2. 第二十八条规定：开展数据处理活动以及研究开发数据新技术，应当有利于促进经济社会发展，增进人民福祉，符合社会公德和伦理。

四、《中华人民共和国人类遗传资源管理条例》（2019 年 7 月 1 日起施行）

1. 第十二条规定：采集我国人类遗传资源，应当事先告知人类遗传资源提供者采集目的、采集用途、对健康可能产生的影响、个人隐私保护措施及其享有的自愿参与和随时无条件退出的权利，征得人类遗传资源提供者书面同意。在告知人类遗传资源提供者前款规定的信息时，必须全面、完整、真实、准确，不得隐瞒、误导、欺骗。

2. 第三十一条规定：国务院科学技术行政部门应当聘请生物技术、医药、卫生、伦理、法律等方面的专家组成专家评审委员会，对依照本条例规定提出的采集、保藏我国人类遗传资源，开展国际合作科学研究以及将我国人类遗传资源材料运送、邮寄、携带出境的申请进行技术评审。评审意见作为作出审批决定的参考依据。

五、《人类遗传资源管理条例实施细则》（2023 年 7 月 1 日起施行）

1. 第八条规定：采集、保藏、利用、对外提供我国人类遗传资源，应当符合伦理原则，通过已在有关管理部门备案的伦理（审查）委员会的伦理审查。开展伦理审查应当遵守法律、行政法规和国家有关规定。

2. 第九条规定：采集、保藏、利用、对外提供我国人类遗传资源，应当尊重和保障人类遗传资源提供者的隐私权和个人信息等权益，按规定获取书面知情同意，确保人类遗传资源提供者的合法权益不受侵害。

3. 第三十一条规定：申请人类遗传资源国际科学研究合作行政许可，应当通过合作双方各自所在国（地区）的伦理审查。外方单位确无法提供所在国（地区）伦理审查证明材料的，可以提交外方单位认可中方单位伦理审查意见的证明材料。

4. 第三十四条规定：开展多中心临床研究的，组长单位通过伦理审查后即可由申办方或者组长单位申请行政许可或者备案。申办方或者组长单位取得行政许可或者完成备案后，参与临床研究的医疗卫生机构将本单位伦理审查批件或者认可组长单位所提供伦理审查批件的证明材料以及本单位出具的承诺书提交科技部，即可开展国际合作临床研究。

六、《科技伦理审查办法（试行）》（2023 年 12 月 1 日起施行）

1. 第二条规定：开展以下科技活动应依照本办法进行科技伦理审查：涉及以人为研究参与者的科技活动，包括以人为测试、调查、观察等研究活动的对象，以及利用人类生物样本、个人信息数据等的科技活动；涉及实验动物的科技活动；不直接涉及人或实验动物，但可能在生命健康、生态环境、公共秩序、可持续发展等方面带来伦理风险挑战的科技活动；依据法律、行政法规和国家有关规定需进行科技伦理审查的其他科技活动。

2. 第十五条规定：科技伦理（审查）委员会应按照以下重点内容和标准开展审查：（三）涉及以人为研究参与者的科技活动，所制定的招募方案公平合理，生物样本的收集、储存、使用及处置合法合规，个人隐私数据、生物特征信息等信息处理符合个人信息保护的有关规定，对研究参与者的补偿、损伤治疗或赔偿等合法权益的保障方案合理，对脆弱人群给予特殊保护；所提供的知情同意书内容完整、风险告知客观充分、表述清晰易懂，获取个人知情同意的方式和过程合规恰当。（五）涉及数据和算法的科技活动，数据的收集、存储、加工、使用等处理活动以及研究开发数据新技术等符合国家数据安全和个人信息保护等有关规定，数据安全风险监测及应急处理方案得当；算法、模型和系统的设计、实现、应用等遵守公平、公正、透明、可靠、可控等原则，符合国家有关要求，伦理风险评估审核和应急处置方案合理，用户权益保护措施全面得当。

七、《涉及人的生命科学和医学研究伦理审查办法》（2023 年 2 月 18 日起施行）

第二十八条规定：机构与企业等其他机构合作开展涉及人的生命科学和医学研究或者为企业等其他机构开展涉及人的生命科学和医学研究提供人的生物样本、信息数据的，机构应当充分了解研究的整体情况，通过伦理审查、开展跟踪审查，以协议方式明确生物样本、信息数据的使用范围、处理方式，并在研究结束后监督其妥善处置。

八、《赫尔辛基宣言》（2013 年 10 月修订）

第三十二条规定：对于使用可识别身份的人体材料或数据的医学研究，例如采用生物标本库或类似来源的材料或数据，医生必须寻求受试者对其采集、储存和/或二次利用的知情同意。可能有一些例外的情况，如对这类研究而言，获得受试者同意已不可能或不现实。在这样的情况下，唯有经研究伦理委员会审查并批准后，研究方可进行。

九、《人体生物医学研究国际伦理指南》（2002 年 8 月修订）

1. 第五条规定：在要求个体同意参加研究之前研究者必须以其能理解的语言或其他交流形式提供以下信息：

1）受试者有权利在提出要求时获得他们的数据，即使这些数据没有直接的临床用途（除非伦理审查委员会已经批准暂时或永久地不公开数据，在这种情况下受试者应被告知，并且给予不公开数据的理由）；

2）可能进行的研究直接或二次利用受试者的病历记录和临床诊疗过程中获取的生物标本；

3）研究结束时是否计划将研究中收集的生物标本销毁。如果不是，关于它们贮存的细节（地点，如何存，存多久和最后的处置）和将来可能的利用，以及受试者有权做出关于将来的使用、拒绝贮存和让其销毁的决定；

4）是否会从生物标本中开发出商业产品，研究参加者是否会从此类产品的开发中获得钱或其他收益。

2. 第十八条规定：研究者必须采取安全措施，保护受试者研究数据的机密。受试者应被告知研究者保守机密的能力受到法律和其他规定的限制，以及机密泄露的可能后果。

十、《涉及人的临床研究伦理审查委员会建设指南（2023 版）》（2023 年 6 月发布）

1. 审查要求条款规定：为了满足伦理学上的要求，所有临床研究，包括对临床病例信息、临床诊断医疗剩余的人体组织或样本数据信息的研究都必须具有社会价值，包括临床研究拟产生科学信息的质量，以及与重大临床问题的相关性：是否有助于产生新的临床干预方法或有助于对临床干预的评价、有助于促进个人或公共健康等。

2. 豁免知情同意条款规定：在满足下列必要充分条件时，伦理审查委员会可以批准豁免知情同意：

1）利用可识别身份信息的人体材料或者数据进行研究，已无法找到受试者，且研究项目不涉及个人隐私和商业利益；

2）生物样本捐献者已经签署了知情同意书，同意所捐献样本及相关信息可用于所有医学研究。

3. 对研究可能的风险与获益的评估条款规定：研究所获得的数据信息可能在日后被使用，而日后应用可能涉及的风险不属于对本研究风险的评估之列。

4. 批准指南条款规定：申请伦理审查的研究项目有数据和安全监督（DSM）措施，确保受试者安全。

5. 遗传数据的保护条款规定：遗传数据难以匿名化，因为至少在理论上可以把这些数据与另一有遗传信息和标识符的生物学样本联系起来，对于遗传数据的应该有更多的保护措施。

6. 研究和审查的团结协作与监督管理条款规定：出现突发重大疫情风险时，医学研究项目决策机构、监管机构、研究方、资助方之间应当密切协作，建立研究协作机制，鼓励多中心研究，确保有效的研究参与者样本量。研究设计应当尽可能标准化，避免开展不必要的重复研究。

【标准条款】

> 4.1.7　生物样本库宜明确并记录本标准 4.1.1 的所有程序中参与人员的具体身份。

【条款理解】

生物样本库应建立人员档案，描述人员基本信息（包括年龄、性别、专业背景、职称和政治面貌等），描述各岗位职责和工作内容，各级管理路径与权限（谁有决策权，需要向谁报告），确认上岗资格，根据需求配备足够的工作人员。生物样本库的管理层应管理人员档案。生物样本库人员的素质、能力和工作经验决定生物样本库的整体水平，是生物样本库最重要的资源。

【标准条款】

> 4.1.8　生物样本库宜确定在生物样本全部分发、处理或销毁后，保留与这些生物样本相关的信息记录和数据的时间。

【条款理解】

样本和/或对应信息经分发、处理或销毁后，即使已不在样本库，但有关这些样本和/或对应信息分发、处理或销毁的方法、结果、操作时间和操作人员等纸质和电子工作记录应按照相关法律法规要求确定继续保留的时间，并予以妥善保留。例如，中华人民共和国国务院令（第 424 号）《病原微生物实验室生物安全管理条例》规定，实验室从事高致病性病原微生物相关实验活动的实验档案保存期，不得少于 20 年。

第二节　公　正　性

【标准条款】

> 4.2　公正性
> 4.2.1　生物样本库应有组织结构和管理维护其公正性。

【条款理解】

公正性是指生物样本库的全体人员都能严格履行自己的职责，遵守工作纪律，坚持原则，认真按照工作程序和有关规定行事。生物样本库可以通过书面承诺不干预声明、公正性声明、员工守则和员工职业道德规范等各种措施，提高所有工作人员顶压力拒影响的能力，使生物样本库客观、不偏移的工作质量和公正性得以保证。生物样本库应秉公进行管理，以数据说话，如实、客观描述样本情况，独立、公正地做出判断，不出具虚假报告，确保所进行的工作客观公正、诚实可信。公正性保证程序包括建立公正性声明，不偏移地采取措施执行公正性，检查公正性和处理违反公正性的行为。

生物样本库应有组织结构对内部（管理层和样本库工作人员等）和外部（研究者、应用者和供应方等）人员或机构制定相关政策和程序，避免影响样本库社会公众信任度，并将公正性贯彻到工作人员管理和培训中，规范生物样本库所参与的各项活动，规范生物样本库员工的自身行为。

【标准条款】

4.2.2 生物样本库管理层应承诺公正。
注：更多信息可参照 ISO 26000。

【条款理解】

公正性不仅应在生物样本库每位管理人员的管理活动时体现，更应在管理层组织中体现，即不仅管理人员个人应承诺公正，而且整个管理组织都应承诺公正，就公正性、诚实性、保密性做出承诺，并存入档案。更多理解可参照 6.2.1.1 条款理解。

【标准条款】

4.2.3 生物样本库应对样本保藏的公正性负责，不允许内部或外部压力损害其公正性。

【条款理解】

生物样本库应有措施确保管理层（各级管理者）和员工不受或能抵御任何来自内外部的商业（如商业贿赂）、财务和其他方面（如行政方面）的不恰当的干预、不正当的压力和对工作质量的不良影响。存在内/外部的不正当压力，或内/外部行政领导的不恰当干预和说情，生物样本库没有相应的防范措施时，就可能对保藏的工作质量带来不良影响，从而影响生物样本库的公正性、独立性和运作诚实性，甚至会危及提供者的健康。因此，生物样本库要在分析和评估可能存在的来自内/外部压力的影响因素的基础上，做出相应的防范和抵御的文件化规定（措施），告知或帮助员工如何排除或抵制来自各方面的干扰和不正当压力的影响。

【实施案例】

某生物样本库制定了完善的样本入库质量管理要求和程序文件,入库样本需提供对应项目伦理批件、捐赠人知情同意书,采用满足要求的耗材、试剂进行采集和制备等。然而,某领导联系样本库工作人员说,有个熟人有一批样本,不用走入库审核流程,直接把他的样本存进生物样本库。样本库工作人员应秉持公正,对样本保藏的公正性负责,拒绝不符合入库要求的样本入库。

【标准条款】

> 4.2.4 生物样本库应识别持续运行过程中维持公正性的风险。
> 注:以下关系可能会影响生物样本库的公正性,包括所有权、管理、经营、人员、共享样本和相关数据、财务、合同、营销(包括品牌)和销售支付佣金或吸引新用户方式等。

【条款理解】

生物样本库或其所在母体在建立管理体系的过程中,应明确生物样本库内部或其与母体组织内部其他部门岗位的关系,识别并采取相应措施以避免可能的利害冲突对参与或影响样本相关人员构成的不良影响。生物样本库各级管理者应对相关人员行为准则、公正诚实性和质量方针的执行情况安排定期和不定期的检查。例如,样本和相关数据的使用应按相关规章制度,秉承客观公正的态度,不偏不倚,公正行事,不应因为申请使用人的职务和地位等影响样本和相关数据使用的公正性和优先级。

【标准条款】

> 4.2.5 一旦识别到影响公正性的风险因素,生物样本库应表明如何消除或最小化这些风险。

【条款理解】

影响公正性的风险因素不一定能消除,但应有文件规定减小或最小化风险。生物样本库须在质量管理文件中呈现消除或最小化影响公正性的具体措施,例如:

生物样本库须将自律行为准则、公正诚实性和质量方针作为全体人员的培训课程，进行全员培训。

全体人员须严格按照管理体系文件要求，诚实守信地开展活动，保证工作的独立性和数据、结果的可靠性。

全体人员须熟悉、理解和遵守自律行为准则、公正诚实性和质量方针。

各环节工作人员在执行中如发现需要改进、提高或补充的内容，须及时向各级管理者报告，并提出合理的修改或补充建议。

对自觉遵守或维护自律行为准则、公正诚实性和质量方针且能够提出合理建议的，可以给予表扬和奖励。

当发现人员有意违背自律行为准则、公正诚实性和质量方针，管理者应视情节严重程度给予培训教育、批评帮助、警告或辞退。

第三节　保　密　性

【标准条款】

4.3 保密性

4.3.1　生物样本库应保护样本提供者/供体、接收者和用户的隐私信息和权利，尤其是在数据的储存和传输过程中。

【条款理解】

生物样本库的隐私保护具有其特殊性，样本信息不仅包含样本的检验检测结果和多组学生物信息等，还包括捐赠者的个人基本信息和临床诊疗信息等。在生物样本保藏全生命周期中，应对提供者/供体、接收者和用户可识别的个人信息等隐私信息进行保护。

生物样本库在进行样本和数据的分发、储存和运输时，应对涉及提供者/供体、接收者和用户隐私的信息进行伪名化或匿名化处理；避免数据通过网络传输，必要时通过光盘、U盘或移动硬盘传递；须对数据进行加密处理，防止移动存储设备丢失或数据截获时造成信息泄露；生物样本和/或数据在利用时，不应显示提供者/供体、接收者和用户可识别的个人隐私信息。

【标准条款】

4.3.2　生物样本库应通过做出具有法律效力的承诺，对其日常活动中所获得或产生的保密信息承担管理责任。在分享数据或生物样本及相关数据时，在可能的情况下，生物样本库应告知提供者/供体的隐私和机密如何被保护。生物样本库仅根据相关协议和授权来发布生物样本及相关数据（如合同协议、具有法律约束力的文件、伦理批件）。

【条款理解】

生物样本保藏方和使用方应签订文字化的保密协议，对保藏活动中获得和产生的所有信息进行保密，包括但不限于提供者/供体个人信息、诊疗情况、患病情况、试验方案、试验数据、记录、测试设备、过程和研发计划等。保密协议根据绝密、机密和秘密的不同等级设定保密期限，另有规定者除外。如违反保密协议或法律法规，则需承担相应的法律责任。

知情同意是尊重参与者权益的基本要求。知情同意书告知信息要充分，应征得参与者或参与者法定代表人的同意，获取知情同意过程符合规定，知情同意相关文件应被妥善地存档。

【标准条款】

4.3.3   当生物样本库应根据法律要求公开隐私信息时，应告知提供者/供体需要提供的信息，除非法律禁止。

【条款理解】

生物样本库在保藏活动中获得和产生的样本提供者/供体信息首先应做到保密，保证信息安全，不被披露或泄露。

当国家机关根据相关法律要求生物样本库提供或披露样本提供者/供体信息时，应告知样本提供者/供体所需要提供或披露的信息。

当国家机关根据相关法律要求生物样本库在不告知样本提供者/供体其信息需要提供或披露的前提下提供或披露其信息时，生物样本库应根据法律要求不告知样本提供者/供体。

【实施案例】

当样本提供者/供体罹患艾滋病等法定传染病，并且根据国家法律规范需上报时，样本提供者/供体应被告知其信息需要提供给外部机构。当样本提供者/供体涉及刑事侦查时，公安机关需要调阅其隐私信息，样本库应按照法律要求公开样本提供者/供体隐私信息，同时按照法律要求不告知样本提供者/供体其隐私需公开的事宜。

【标准条款】

4.3.4 所有能访问生物样本库机密数据的员工都应保密（见6.2.1.2）。

【条款理解】

所有员工，特别是进修实习人员和信息管理等第三方公司人员，都应接受保密制度和相关法律责任的培训，并签署保密协议。所有员工必须遵守生物样本库的保密规章、制度，履行与其工作岗位相应的保密职责，妥善保管和保护生物样本库所有的知识产权，在任职期间维护隶属生物样本库的任何敏感信息。生物样本库应设置和管理用户权限，拥有不同权限的用户可访问的数据和使用的系统功能不同，限制能提取的数据类别、数量和范围。

第五章 结 构 要 求

【标准条款】

> 5 结构要求
>
> 5.1 生物样本库应是法人实体，或是法人实体的独立部分，能对其任何行为负法律责任。
>
> 注:在本标准中，政府性质的生物样本库被认为是法人实体，或是与其政府地位相当的法人实体。

【条款理解】

1. ISO 20387 要求生物样本库明确法律地位，一个目的是确保生物样本库有能力承担相应的法律责任，另一个目的是明确的法律地位保证或可被追溯，是维系生物样本库检验活动公正性的基础。

2. 法人是具有民事权利能力和民事行为能力，依法独立享有民事权利和承担民事义务的组织。在我国，法人的设立须经过政府相关主管部门的登记与审核。例如，从事经济活动的企业法人都应向主管的工商行政管理部门进行登记；事业单位法人登记由各级国家机构编制管理机关负责；社会团体法人登记由各级民政部门负责。一个法人应具有由相关登记机构颁发的法人证明文件。

3. 在我国开展生物样本保藏活动的可以是法人实体，也可以是由法人或法定代表人书面授权代表书面授权的下属分支机构[大多数情况下为某一院校或研究院（所）或医疗机构的下属职能部门]，该分支机构自身不能承担法律责任（民事责任和/或刑事责任），一旦需要追究其法律责任，将由其从属的母体组织（法人）来承担。

【标准条款】

> 5.2 生物样本库应指定对其负有全面责任的最高管理层。

【条款理解】

最高管理层可以是一个人，也可以是一个团队。负责全面领导样本库的生产经营活动。生物样本库的最高管理层应得到其法人或法人代表的明确授权，在法人或法人代表签发的书面授权书中声明管理层对样本库的运行和管理承担全面责任。

最高管理层的全面责任包括但不限于：

a）制定和实施方针、战略和经营目标，实施预算策划和财务管理；

b）建立符合良好规范和适用要求的生物样本库运行环境；

c）建立和优化内部组织结构和岗位设置，合理分配工作职能，组织开展生物样本保藏活动；

d）组织建立和实施人力资源管理体系，在满足相关法律、法规、标准（如本标准在相应专业的应用说明中对人员数量的要求等）要求的情况下，结合自身情况，保证在岗人员数量、专业知识、技能可以持续满足生物样本保藏活动与管理的需求；

e）建立和完善各项管理规章制度、质量管理体系，监控并持续改进生物样本库的运行绩效和样本保藏质量水平；

f）策划和组织研发工作（适当时）；

g）负责生物样本库经营活动中的公正、风险、安全和应急管理；

h）必要时，应与相应的认可和监管部门、相关行政管理人员、行业学术组织、客户/用户保持有效联系与沟通。

【标准条款】

5.3 生物样本库应有相应的管理机构/顾问委员会以指导和建议科学、技术和/或管理行政等其他事项。

【条款理解】

为了保证样本资源保藏活动的科学性且合乎相关法规要求，生物样本库应设置管理机构/顾问委员会，为生物样本库开展样本保藏活动以及日常运行管理提供技术、法规和管理支持咨询。管理机构/顾问委员会的主要职责可以包括但不限于：

a）对样本库的顶层设计、发展规划和可持续发展提供科学性指导，对其运营和服务进行评议；

b）对申请入库的项目或生物样本进行科学审查，提出学术审查意见和建议；

c）对研究者申请使用生物样本的研究方案进行科学性评估，保障生物样本合法、合规、合理使用；

生物样本库应建立有效的制度文件，保证管理机构/顾问委员会实质性参与到生物样本库的日常运作之中，比如样本保藏项目的审批、样本保藏方法的论证、样本对外提供时的审查等。

【实施案例】

为保证样本保藏活动的科学性、公正性，合乎伦理法规要求，某家生物样本保藏企业分别成立董事会领导下的专家委员会、公正委员会和伦理委员会，并制定相应的委员会章程和工作制度，保证各委员会能够实质性参与生物样本库的日常运行工作。

某医院生物样本库由医院专家委员会和伦理委员会代理执行样本库专家委员会和伦理委员会相应职能，在专家委员会和伦理委员会的章程中明确指出其对生物样本库的指导、建议和审查评议等责任和义务。

【标准条款】

> 5.4 生物样本库应对其设施/专用场地中的活动行为负责。
>
> 5.5 生物样本库应有一系列举措来界定和处理因其活动而产生的经济责任。

【条款理解】

1. 生物样本库开展保藏活动需要依托一定条件的设施/专用场地环境，生物样本库的法人单位以及相关人员应对在其保藏活动相关设施/专用场地中发生的所有活动行为负责。这些活动包括但不限于场地承租、生产经营活动、设施/环境运行维护、安全保障（生物安全、生产安全、消防安全、信息安全、化学安全、物理安全）、客户服务、内/外部纠纷、事故处理、应急处置等。

2. 生物样本保藏活动的利益相关方包括外部利益相关方和内部利益相关方。其中的外部利益关系可能会涉及行政管理、外部供应、提供者、用户、供体等；内部利益关系可能涉及人事、保密、安全等方面。生物样本库应识别其活动所涉及的利益相关方和利益关系，围绕可能产生责任的风险点，明确相关责任界定方式和失责后需要承担的后果，并通过签订协议/合同的方式加以约定。例如，生物样本库在为客户提供样本储存服务前，应该与客户通过协议约定关于样本来源合法性、样本获得前质量影响因素、样本保藏中质量失控处理等方面的责任界定办法，并明确失责处理（如协商、仲裁和诉讼）和失责的补偿方式等。

【实施案例】

一家样本库为客户提供样本保藏技术服务，关于双方责任和权利的界定示例如下。

1 甲方的权利与义务

1.1 甲方应向乙方提交冠心病项目合法性证明材料，至少包括但不限于人类遗传资源采集、保藏行政许可（若适用）、伦理审查批件（若适用）、患者或监护人签字的知情同意书（若适用）等材料，乙方留存复印件以备外部查证。

1.2 甲方应向乙方明确保藏样本的类型、数量、规格、后期研究方向和关键质量指标等需求。

1.3 需要乙方工作人员到甲方工作场所配合进行生物样本保藏和临床数据录入时，甲方应为乙方工作人员提供必要的场地条件，并做好现场沟通协调，保证乙方工作人员能够顺利开展各项技术服务工作。

1.4 甲方拥有项目下全部生物样本及相关数据的使用权和管理权，但授权乙方向潜在的合作方进行资源推介，需经甲方书面许可后可供第三方使用。

1.5 甲方应向乙方提供出库样本的原始实验数据。

1.6 甲方有权对其存放在乙方的样本及相关数据及其质量状况进行审计。

1.7 甲方不得无理由拒绝乙方向潜在的合作方提供样本服务。

2 乙方的权利与义务

2.1 乙方免费提供生物样本保藏技术，帮助甲方建立冠心病样本库。

2.2 乙方应根据冠心病项目的研究方向和质量指标要求，为其建立相应的样本保藏 SOP 文件系统，并严格按照文件规定完成生物样本及相关数据的收集、制备、储存、信息录入和分发等技术服务工作。

2.3 乙方应采取必要措施以保证甲方项目下生物样本及相关数据的隐私与数据安全，除了约定的最小数据集之外，未经甲方书面许可，乙方不得向他方透露其他样本及相关数据信息，也无权将甲方名下的生物样本及相关数据转予他方使用。

2.4 乙方工作人员到甲方工作场所配合进行生物样本保藏和临床数据录入时，应严格遵守甲方相关管理制度。

2.5 在进行样本分发时，乙方应对每份样本出具相应报告。

2.6 出于样本质量管理需要，乙方可以使用甲方名下样本进行质量评估工作。但应在样本保藏 SOP 文件中事先做出约定，并告知甲方。

2.7 乙方不承担任何非保藏环节的法律风险，对完全因甲方样本采集或使用不当所引发的问题不承担任何法律责任。

2.8 乙方接收样本时如发现不合格样本应及时反馈甲方，根据甲方要求对不合格样本进行处理，并保留相应记录。

2.9 乙方应严格按照甲方要求保藏样本，控制不合格样本率≤2%，因乙方处理或保存不当等而造成样本不合格率超过总数 2%，乙方应赔偿全部不合格样本的耗材成本费，具体费用及后续改进以双方协商为准。

2.10 乙方应配合甲方完成上级部门或监管部门的审查任务。

【标准条款】

5.6 生物样本库开展的活动应满足本标准、生物样本库协议和/或具有法律约束力的文件的要求以及提供认可的权威部门和组织的要求。

【条款理解】

满足，包括但不限于：

a）本标准 ISO 20387；

b）生物样本库与用户或外部供应商之间的协议约定；

c）生物样本保藏相关的法律、行政、行业管理要求，如《中华人民共和国数据安全法》《中华人民共和国个人信息保护法》《中华人民共和国生物安全法》《中华人民共和国人类遗传资源管理条例》《中华人民共和国人类遗传资源管理条例实施细则》《涉及人的生命科学和医学研究伦理审查办法》《病原微生物实验室生物安全管理条例》《病原微生物实验室生物安全环境管理办法》《生物多样性公约》《名古屋议定书》《国际承认用于专利程序的微生物保存布达佩斯条约》等；

d）中国合格评定国家认可委员会关于生物样本库质量和能力认可的有关文件要求，包括但不限于 CNAS-CL10:2020《生物样本库质量和能力认可准则》、CNAS-R01:2019《认可标识使用和认可状态声明规则》、CNAS-RL10:2020《生物样本库认可规则》等 CNAS 要求。

【标准条款】

5.7 生物样本库规定的活动范围应符合本标准，并形成文件。生物样本库应声明仅其规定范围内的活动符合本标准，不包括外部提供的生物样本库活动。

【条款理解】

1. 本标准适用的生物样本库的活动范围为"研究和开发而保藏多细胞有机体（如人、动物、真菌和植物）及微生物的生物样本保藏活动，不适用于食品、种子生产、分析和治疗的生物样本保藏活动"。

2. 生物样本库应针对其涉及"声明"的业务场景建立管理程序，在相关声明文件中明确仅其规定范围内的活动符合本标准要求，对于由外部提供的服务、产品等是否符合本标准并不进行要求。即便如此，生物样本库也应制定外部供应相关制度，对外部供应提出要求和核查，保证外部提供的服务、产品能够符合生物样本库的有关要求。

3. 规定范围内的活动符合本标准，不包括外部提供的生物样本库活动，例如生物样本库自身不具备生物样本采集能力，长期需跟外部单位进行合作服务（如第三方质控、运输），此类长期从外部合作服务的活动不属于生物样本库自身具备能力的活动，不包含在本标准所规定的生物样本库活动中。

【标准条款】

5.8 生物样本库应具备下列职能：

a）确定生物样本库的组织和管理结构、其在母体组织中的位置，以及管理、技术运作和支持服务间的关系；

b）规定对生物样本库活动结果有影响的所有管理、操作、确认或验证人员的职责、权力和相互关系。

【条款理解】

1. 生物样本库的组织和管理结构一般用组织结构图来表述，包括内部组织机构图和外部隶属关系图。必要时，结合质量职能分配表和/或岗位职责进一步明确人员的职责、权限和相互关系。非独立法人生物样本库还应明确其在母体组织中的地位，以及与所属母体组织的其他组成部门之间的相互关系。

a）独立法人生物样本库

某生物样本库有限公司，是独立的法人。公司内部设有服务中心、样本中心、实验中心、运行保障中心、数据中心、人力行政中心等部门。其内部组织结构和关系如图5-1。

b）母体组织的一部分

某医院下设生物样本库，生物样本库是医院的二级部门，不具有法人身份，在医院的人遗办、医工处、人事处、财务处、信息处等部门的支持下开展生物样本保藏活动，其内部组织结构和关系如图5-2。

2. 生物样本库应明确其管理、技术运作和支持服务间的关系。

a）管理是指样本库内外部相关职能机构/部门之间的决策、任务下达、反馈与促进等方面所形成的管理关系。这包括样本库的战略选择、目标计划制定、任务下达、跟踪、反馈与改进等，通过管理，样本库的运营管理目标被转化为各相关职能机构/部门的持续工作和动态协同。

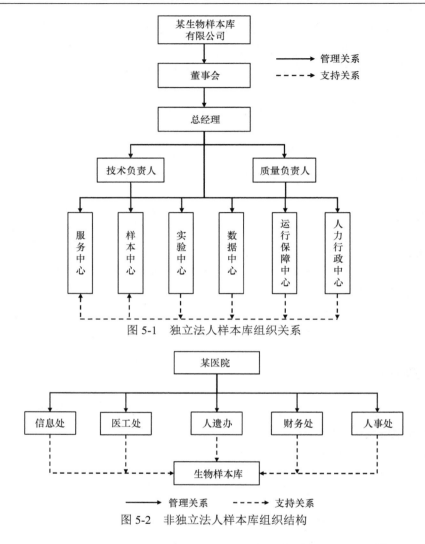

图 5-1 独立法人样本库组织关系

图 5-2 非独立法人样本库组织结构

b）技术运作是实现样本库从接受输入到产生输出的转化过程。其始于识别客户需求，将客户的需求转化为输入，然后通过内部的一系列技术活动，为客户提供满足其预期需求的生物样本和/或数据。

c）支持服务是指在政策法规、人员、设施、设备、材料、外部供应、关键技术等方面开展的相关管理活动，如人员的培训、设施设备的维护保养、材料供应、关键性样本处理技术的开发与确认/验证等，为技术运作有效地开展提供必要的资源保障。

d）管理、技术运作和支持服务之间的关系：技术运作是生物样本保藏活动的主线；支持服务是技术运作的必要资源条件；管理是全局性的高层级活动，围绕样本库的既定目标，组织协调支持服务的相关资源条件，为技术运作提供支持，同时通过对支持服务活动、技术运作活动进行监测，从而保证相关活动的有效性，管理、技术运作和支持服务共同组成生物样本库的运行系统。

3. 通过规定相关管理、操作确认或验证人员的职责、权力和相互关系，实现对生物样本保藏活动相关影响因素的控制。

生物样本库对管理、技术运作和支持服务关系的界定最终会转化为内部岗位设置与协作层面的具体设计，并通过相关岗位人员的协作活动，来实现样本库的既定目标。举例来说，技术运作可能会涉及样本采集、获得/接收、制备处理、储存、检测、分发、运输等一系列工作，基于经济、专业、相容性等方面的考虑，这些工作可能会划分到不同的岗位来完成，技术运作此时就变成一个需要多人参与、多岗协作的过程，这就必然要求对这些岗位的职责、权力以及它们之间的关系（包括上下游、指令与反馈、信息交换）给予明确说明，以保证技术运作的有序开展。当然，技术运作并不是孤立存在的，在其相关岗位设计上也会受到管理（技术管理、质量管理、运营管理）和支持服务（人事、设施环境、设备、外部供应等）的影响，因此与管理和支持服务之间也会存在有关权责、权力和关系的界定，比如设施环境维护、设备使用记录、设备故障报修、不符合事项报告与处理等等。

生物样本库应对管理、操作确认或验证人员在实施、维护、改进管理体系时的工作职责、责任、授权、权力和相互关系、可支配的资源做出明确规定，对其人员实施有效管理，确保在工作中事事有人做、做事有人管、做完有评价，统筹指挥、层级负责、相互协作、持续改进。

【实施案例】

某医院的生物样本库根据自身在样本生命周期中所承担的职责在内部设置以下岗位，如图 5-3 所示。

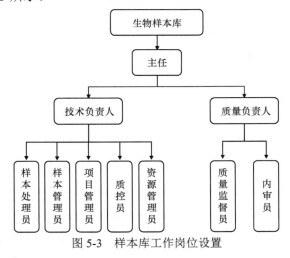

图 5-3　样本库工作岗位设置

a）样本处理员主要负责生物样本的接收、制备和入库工作，要求其能够按照既定的接收规则对外部送达的样本进行评估和判定，并按照 SOP 要求完成样本处理和分装，将样本存放到指定的储存设备；

b）样本管理员负责储存中样本的管理，包括追溯性核查、盘点和出库分发等工作，要求通过定期核查来核对生物样本及相关信息的正确性并确保准确追溯；

c）项目管理员负责与委托人进行工作对接，包括签订合作协议、核查样本来源合法性、及时与委托人沟通其样本保藏情况等；

d）质控员按照样本库内部质量管理以及委托协议要求，及时开展样品的质量检测，并对样本保藏质量进行客观评价，协助技术负责人完成技术改进工作；

e）资源管理员负责样本库人员、设备、材料、环境等关键资源的全周期管理，通过执行相关资源管理程序来保证参与样本保藏活动的人员、设备、材料和环境的适宜性；

f）质量负责人与质量监督员、内审员通过日常监督和内部评审等活动，对样本库内部工作进行全方位检查，以确保体系运行的有效性；

g）技术负责人负责组织样本保藏方法的确认和/或验证，确保样本保藏活动中所用的方法能满足样本预期用途需求，定期组织人员比对、设备比对，参加外部能力验证，以保证样本库关键技术能力的符合性和均一性；

h）主任、技术负责人和质量负责人组成样本库的最高领导层，负责加强样本库资源设施、技术、操作、监督的宏观管理，从而确保生物样本保藏活动有效运作。

【标准条款】

5.9　生物样本库应配备专职或兼职人员，拥有权限和资源以履行以下职责：

a）实施、保持、监控和改进质量管理体系；

b）识别与质量管理体系或生物样本保藏程序的偏离；

c）评估偏离的影响，并制定和实施适当的举措（见不符合输出 7.11，纠正措施 8.7）；

d）向生物样本库管理层报告质量管理体系运行状况和改进需求。

【条款理解】

生物样本库内部应设立独立的质量管理职能部门或职能小组，成员可以是专职或兼职，样本库应为质量管理职能人员履行下面四种职责配备必要的资源条件（如信息系统、实验室等），并授予必要的权限（如查阅、封停等）：

1. 需要确保质量管理体系得到正确的执行，并且持续进行维护和监控，以便识别潜在的问题并对体系进行持续改进。

2. 利用员工反馈、日常监督检查、客户投诉、内部审查和管理评审等机会，及时识别样本库各项工作与有关规定文件（外部协议、质量管理体系文件等）的偏离。偏离是指从既定的程序、规范、标准或实践中的任何脱离，这些既定的程序通常是为了确保产品或服务的质量、一致性和可靠性而制定的。偏离的例子包括但不限于：

a）样本在处理或存储时未按照规定的温度进行控制；

b）样本标识或记录的错误，导致样本跟踪或追溯性问题；

c）使用过期的试剂或不符合规定的材料处理样本；

d）未遵守既定的安全或安保程序；

e）数据录入错误或与信息管理系统不一致。

3. 在发现偏离后，需要评估这些偏离可能对样本质量、研究结果或生物样本库运作产生的影响，识别偏离影响的范围，最大程度消除偏离所导致的不良影响，分析发生偏离的原因，针对性制定和执行纠正措施，从源头上避免偏离的再次发生。

4. 应跟踪、总结质量管理体系的实际运行情况，分析影响质量管理体系有效运行的机制问题，向管理层汇报质量管理体系运行情况，包括任何发现的问题、已经采取的措施，以及未来可能需要的改进。

【实施案例】

某家生物样本保藏企业下设独立的质控中心，由质量负责人、质量监督员、文控专员组成。要求全体员工具有识别其岗位相关工作偏离的能力。质控中心联合各部门负责人构成样本库的质量监督网络。通过风险识别、质量指标设定、质量监控、内审等工作来实施、保持、监控和改进质量管理体系。对于发现的偏离，相关部门负责人负责评估偏离的影响，并制定和实施适当的举措。质量负责人定期向管理层报告质量管理体系运行状况和改进需求。

【标准条款】

5.10 生物样本库管理层应履行以下职责：

a）对质量管理体系的变化进行监测和控制；

b）针对质量管理体系的有关性能指标和任何改进需求，与包括员工在内的利益相关方进行沟通；

c）向生物样本库员工传达并使其理解满足来自接收者/用户要求以及其他适用性要求（包括本标准中描述的要求）的重要性。

【条款理解】

1. 生物样本库管理层对质量管理体系的构建与实施负有全面责任。一方面要参与质量方针、目标、体系文件的制定，向组织全体成员传达组织的全局质量意识和具体要求；另一方面也在各自负责的专业领域按照体系文件要求组织开展相关工作。因此，管理层在监控体系运行、识别偏离方面具有重要作用。管理层应充分认识到这一点，强化监控意识，通过日常监督、内审、异常事件处置、客户投诉等机会及时发现和控制质量管理体系的变化。

2. 实施质量管理体系的根本目的是向客户提供令其满意的产品或服务，进而实现组织和组织成员的价值，因此，在体系正常运行中，管理层应与包括员工在内的利益相关方保持积极沟通，尤其是针对质量管理体系的有关性能指标和任何改进需求，会对利益相关方的满意度产生重要影响，因此需要与利益相关方之间进行必要的沟通并达成共识。比如，改变生物样本室内质控的频率和质控范围，必然会对客户和内部参与质控的人员产生影响。

3. 满足来自接收者/用户要求以及相关适用性要求（包括本标准中描述的要求）是构建和实施质量管理体系的根本目的，而实施质量管理体系的主体是员工，因此，管理层应该向员工充分传达满足相关要求的重要性以及不满足的后果，并通过必要的管理手段使员工这种"重要性"认知得以持续和强化。

第六章 资源要求

第一节 总则

【标准条款】

6.1 总则

6.1.1 生物样本库应有专职人员、基础设施和专用场地、设备、信息系统和生物样本库活动所需的支持性服务。

注：信息系统可以是电子记录或者纸质记录。

6.1.2 生物样本库应做好战略规划文档，确保有持续的资金支持其各项活动，这项战略规划应定期更新。

【条款理解】

1. 资源是指生物样本库为满足保藏活动（主要包括：专职人员、设施、专用场地、设备、信息系统，以及持续维持生物样本库运营）的各种支持性服务（包括：设备维护和校准、运输、执行室间比对计划等）和资金支持。

2. 样本库应具备和控制满足要求的上述资源。

3. 生物样本库应制定长期和短期战略规划，确保这些规划应定期进行更新，传达给最高管理层和各级员工。同时，根据规划合理统筹资源以实现效果最佳。

第二节 人员

【标准条款】

6.2 人员

6.2.1 总则

6.2.1.1 所有可能影响生物样本库活动的内部或外部人员，都应公正行事（见 4.2）。

【条款理解】

1. 参与生物样本库保藏活动的所有人员，无论是内部（包含机构的管理层）

还是外部人员，当遇到利益冲突和外部压力时（如样本使用、涉密信息获取、样本质量、督察等情况，可参见 4.2.4），应秉承客观公正的态度，不偏不倚，公正行事；这种压力可能来源于样本库内部人员（管理层、样本库员工等）或者外部用户（研究者、应用者、供应方等）。

2. 可参见 4.2 公正性要求对人员提出公正行事的要求和培训。

3. 更多信息可参照 ISO 26000《社会责任指南》。ISO 26000 侧重于各种组织生产实践活动中的社会责任问题，主要从社会责任的范围、对社会责任的理解、社会责任的原则、承认社会责任与利益相关者的参与、社会责任核心主题指南和社会责任融入组织指南等方面展开描述，统一社会各界对社会责任认识，为组织履行社会责任提供一个可参考的指南性标准，提供一个将社会责任融入组织实践的指导原则。

4. 管理层和关键岗位工作人员应做出书面的公正性承诺，如"公正性声明"。样本库应定期识别和评价公正性风险较高的岗位和行为。定期开展与公正性有关的教育，提高员工警惕性和责任意识。

【标准条款】

6.2.1.2　所有能访问生物样本库机密数据的人员都应遵守保密规定（见4.3.4）。

【条款理解】

1. 生物样本库应明确重要数据的范围、内容和访问权限，并告知所有有权访问重要数据的人员应履行保密义务和相应的法律责任，要求其遵守单位的保密规定。

2. 可参见 4.3 保密性对人员的相关要求。

3. 所有参与样本保藏活动的工作人员应签署"保密协议"，包括不固定的短期工作人员及兼职人员。

4. 生物样本库应明确数据的保密程度，按照保密分级设置员工及访问者的访问权限。

【标准条款】

6.2.1.3　生物样本库应规定参与生物样本库活动人员的能力要求，并将这些要求形成文件。

【条款理解】

生物样本库应有文件明确规定生物样本库各岗位的人员能力具体要求，包括但不限于受教育程度、专业知识、基本技术要求、经受过的专业培训等。这些文件可用于人员的招募和能力评估等。

【标准条款】

6.2.1.4 生物样本库应在岗位描述中详细规定员工的岗位职责和权限，并告知相关人员。

【条款理解】

生物样本库应对各岗位的工作职责和岗位权限进行详细规定，岗位权限包括但不限于信息系统访问、设备操作、场地进出和其他需要控制的保藏活动等。岗位的职责和权限应书面告知该岗位的所有相关人员，形成岗位说明书，当岗位人员能力要求、职责和权限发生变化时，应及时做出调整。

【实施案例】

某组织样本库根据样本保藏活动需求设立岗位，编制岗位说明书，明确岗位职责、权限、岗位能力及作业安全风险要求。岗位说明书应定期评审、修订和更新，发放给岗位人员确认后签字，如表 6-1 所示。

表 6-1 岗位说明与员工告知书

姓名		
一、从事岗位情况		
岗位编号	岗位职责	岗位作用
B01 样本接收	按照要求核对样本情况；执行样本接收。	辅助、备份
B02 样本制备	1）按照 SOP 要求按时制备不同类型的样本；2）记录制备过程信息。	负责过程协调与控制、实施
B04 样本入库	1）按照要求核对样本信息；2）按照存储条件执行样本入库。	负责具体实施
B05 样本出库	按时、按需、按要求执行样本出库。	辅助、备份
D02 用户管理	1）在信息系统中构建分库；2）报表统计。	负责具体实施
岗位风险/相应的个人防范要求		
1. 有害生物因子暴露（按要求穿戴个人防护用品）		
2. 摔倒、重物砸伤（告知风险与避害措施，设施设备故障时及时维修）		
3. 冻伤（按要求穿戴个人防护用品）		
4. 环境缺氧（按要求穿戴个人防护用品，配备监测与报警设备）		

续表

岗位权限		
1. 协调实验室人员完成日常工作；2. 数据录入；3. 入库和出库；4. 信息系统建库；5. 样本销毁。		
二、能力要求（教育、培训、技能证明/工作经验）		
1. 熟悉样本保藏工作流程，掌握样本质量关键控制点；2. 熟悉信息管理系统；3. 具备一定的实验室管理经验；4. 具有生物学相关知识；5. 认真负责，责任心强；6. 获得行业岗前培训证书（3 年内）、GCP 证书（3 年内）。		
三、考核指标（可分解）与目标值		
总指标	岗位指标	值
保藏过程偏离度	2.1　接收样本合规率	100%
	2.2　样本处理及时率	100%
	2.3　存储条件异常情况数	≤2 次/季度
出库执行	3.3　在预计时间内完成出库率	90%
培训参与度	4.1　培训完成情况	参与培训≥1 次/月
样本库主任（签字）　　　　　　　　　　　　　员工（签字） 　　　　　　　　　　　　日期		

【标准条款】

6.2.1.5　生物样本库或其母体组织应确保建立、实施相关文件以维护员工的健康和安全，并通过对生物和化学材料、操作过程和在用仪器进行全面的风险评估来确定所需要安全培训的级别。

【条款理解】

生物样本库有责任采取相应的保护措施维护员工的安全，降低健康危害。其措施包括：提供安全的设施和设备、提供个人防护穿戴设备、为员工提供安全相关的培训等。

生物样本库应对各岗位的生物因子暴露、化学材料伤害、操作过程危险和设备使用的风险进行安全风险评估，根据岗位风险对员工开展不同程度的安全培训，例如，对从事样本处理或生物样本直接暴露的岗位，视为生物安全风险较高，每年不少于一次进行个人防护用品穿戴要求培训、操作规范化培训、样本遗洒应急处理等。

【标准条款】

6.2.2　人员能力和能力评估

6.2.2.1　生物样本库应定义并记录其各项活动中的全体人员所必备的能力。

6.2.2.2 生物样本库应确保其全体员工获得相关的教育、培训、技能证明和/或工作经验以胜任所承担的工作。

6.2.2.3 生物样本库或其母体组织应妥善保管人员档案,作为其专业能力和教育/培训(见6.2.3)的证据。

6.2.2.4 生物样本库应根据制定的准则,开展人员能力评估。

6.2.2.5 生物样本库全体人员应定期接受适当且相关的能力评估,以确保具备相关能力。

【条款理解】

全体人员不仅包括直接从事和参与生物样本保藏活动的工作人员,也包括机构内转运、废物处理、环境清洁等辅助人员。能力通常是指人员能够应用知识、经验和技能实现预期结果的才能。

生物样本库应根据岗位职责和性质规定全体人员所必备的能力,能力要求应该明确、细化并形成文件,以便人员招募、考核和评估。

生物样本库应依照各岗位的能力要求对人员进行评估,评估应定期开展。当岗位能力要求发生调整时,应对相关人员进行重新评估,评估员工与其所在岗位要求的符合性。根据需要,样本库可为员工提供教育和能力提升的机会,以确保全体员工能够胜任其岗位。评估时,需要收集人员能力证明材料包括但不限于:所获得的教育经历、培训经历和考核证明材料、技能证书、工作履历等,这些证据均应作为人员技术档案妥善保管。

评估流程、依据、测算方法、周期及评估可能带来的后果应形成评估程序和准则,并告知全体员工。

【标准条款】

6.2.3 人员培训

6.2.3.1 全体人员应接受适当且相关的内部和/或外部培训,定期更新培训内容,获取新知识、保持工作能力。培训应有文件记录。

6.2.3.2 应对培训中人员进行督导,直到生物样本库确认该人员有能力胜任指定的工作职责。

6.2.3.3 生物样本库应建立新员工入职制度,为新员工提供有针对性的培训。

【条款理解】

生物样本库应明确规定在岗、返岗、换岗的培训内容、频率和考核要求。

a）应建立新员工入职制度（返岗和换岗可参考），针对新员工所从事岗位职责、权限、风险开展培训，包括但不限于基础知识、基本制度、专业技能、个人防护等内容；

b）生物样本库应为员工创造培训和继续教育的机会，培训内容应紧密结合行业发展和岗位需求，使员工及时获取新知识、新技能；

c）生物样本库应要求全体员工按照岗位培训要求按期接受内外部培训，同时通过督导、评价、考核、绩效等措施，达成良好的培训效果；

d）生物样本库应留有上述培训和评价记录，作为人员能力评估的证据。

第三节　基础设施/专用场地和环境的要求

【标准条款】

> 6.3　基础设施/专用场地和环境的要求
>
> 6.3.1　生物样本库应明确规定其活动所需的基础设施/专用场地和环境的要求。
>
> 6.3.2　生物样本库或其母体组织应确定、控制和维持符合质量控制准则要求的基础设施/专用场地，并建立相关程序以确保生物样本及相关数据满足预期要求及生物安全和生物安保的要求。
>
> 6.3.3　必要时应对开展不相容活动的相邻区域进行有效隔离，应采取措施避免交叉污染。
>
> 6.3.4　生物样本库的基础设施/专用场地和环境应适合生物样本保藏，且不宜对预期要求产生负面影响。
>
> 注：可能影响预期要求的不良因素可能包括但不限于微生物污染、交叉污染、灰尘、电磁场分布、射线、湿度、电力供应、温度、声音和振动等。

【条款理解】

同时见 7.7.6。生物样本库应根据中长期发展规划、保藏活动内容、拟储存的样本和信息类型情况，依据行业指南并结合机构实际情况，明确专用场地、基础设施、环境的具体要求，至少应包括以下要素：场所位置、平面布局与功能分区、层高、承重、暖通空调（通风、温湿度等）、水（给排水）、电（强弱电）、照明、消防、环境监测（氧浓度监测）与控制设施等。相关要求应明确规定并形成文件记录，以为设施/环境运行验证提供参考依据。同时，需将上述材料提供给机构相关部门或供应方。

生物样本库应对保藏活动的基础设施/专用场地有控制权，并确保能持续维持上述所确定的各项要求。生物样本库应为此建立程序，确定由哪个部门采取何种方法对基础设施/专用场地进行管理，确保其符合行业的基本要求、满足样本库运行中的生物安全和生物安保要求、满足样本和数据的预期要求（包括后续使用的最低要求），保障保藏活动中的人员安全、样本安全、信息安全及环境安全。样本库应有控制和维持基础设施/专用场地及环境的能力与权限，比如有些样本库的高压消毒设备、制冰或纯水间与楼宇其他实验室共用，样本库应该随时具有使用权以及确保纯水质量和消毒效果。

生物样本库应结合保藏活动开展内容，识别和评估专用场地、基础设施、环境等方面的风险因素，这些因素包括所在地自然环境（包括温度、湿度、电力供应）和场所情况（灰尘、盐度、电磁场、射线、声音和振动等），通过评估确定基础设施/专用场地和环境满足样本保藏活动。

此外，生物样本库还应评估相邻区域的活动相容性，包括微生物污染、电磁污染、湿度干扰、生物安全交叉污染等。当确定有影响时应采取隔离措施，避免相互干扰和交叉污染，并监控隔离措施的有效性。如为避免震动干扰，天平和离心机不宜放置在同一台面，不应同时工作；为保障自动化液体工作站移液准确，其周围环境不应有电磁干扰；核酸提取和扩增房间应独立，可密闭，并定期进行空气消毒。

当生物样本库发展规划、保藏活动内容以及行业出台新规定时，应重新评价基础设施/专用场地和环境的要求。

【实施案例】

某北部沿海地区生物样本库，储存的样本类型有血液、组织、尿液和细胞等，储存设备采用低温冰箱、液氮罐、自动化存储设备，因此在建设设计阶段，确定基础设施/专用场地和环境应满足以下要求：

a）场所与选址：选取楼宇 1～2 层，地面采用防滑、耐腐蚀、可耐受液氮接触材料。

b）承重：低温存储区承重通常不低于 $800kg/m^2$ 或者以设备厂商提供的要求为准。

c）层高：室内高度应符合设备的安装要求，特别应考虑自动化设备维护的高度要求。

d）平面布局：分为核心功能区（包括：样本收发区、制备区、储存区）和辅助区，核心功能区独立设置，不与其他实验室混用。核心功能区明确区分污染区、半污染区、清洁区。

e）空调：储存区温度控制不设要求，以设备正常工作为准，应避免设备过热保护导致的停机，应格外注意因集中供暖在冬季需要通过空调的反季节制冷来保障库内温度符合要求。因属于湿度较大地区（如海边、水系、山区）样本库，必要时应配备除湿设施以维持实验室湿度相对稳定，特别是自动化设备使用区域、蜡块存储、档案存储区域，同时应注意雨季对环境湿度的影响。

　　f）通风：使用液氮作为存储媒介的场所按照物理通风或送排风装置。

　　g）照明：实验区避免不必要的发光和强光。

　　h）电（强弱电）：电力负荷应考虑未来可扩容能力；低温存储设备应使用双回路配电；存储区不应采用地插。

【标准条款】

> 　　6.3.5　必要时，或当环境影响生物样本及相关数据的质量和/或人员健康和安全时，生物样本库应对基础设施/专用场地的环境条件进行测量、监测、控制和记录。

【条款理解】

　　1. 生物样本库应评估环境对生物样本及数据质量、人员健康和安全的影响，可使用环境监测与控制系统或人工手段对环境条件进行测量、监测、控制和记录。

　　2. 通常样本库根据实际情况，对不同区域的温湿度、氧气浓度或霉菌（必要时）、有害气体等实施控制，保障人员、样本和环境的安全，避免不良影响。例如，在存储区配备足够的空调设施以保证设备不出现过热保护停机等故障；使用自动化存储设备的场地必要时也可使用除湿机控制相对湿度以保障机械臂运行无故障；在大量使用有机溶剂的房间配备必要的通风设施，保障空气质量；使用液氮或干冰可能造成缺氧环境的区域，应有手动/自动送换风系统。

　　3. 样本库应该规定关键环境条件指标的正常范围并进行监测，监测方式和频率根据影响的大小而定，监测异常情况时，应能即刻采取措施。监测设备和系统均应定期检查和校准，确保其测量准确和有效运行。例如，合理布设氧气浓度监测系统（一般安装在距地板 1.5～2m 处，显示器应安装在区域入口处），此系统应实时监测、及时报警，且宜于通风系统联动。

【实施案例】

　　某细胞资源库，在使用液氮可能造成缺氧环境的区域，合理布设了氧气浓度监测系统，监测设备安装在距地面 1.5～2m 处，显示器安装在区域入口处。此外，对生物样本库相关环境的监测项目和监测频率也做出规定。如表 6-2～表 6-5 所示：

1. 温湿度、压差要求及监测频率要求

表6-2 温湿度、压差要求及监测频率要求

监测项目	指标要求	监测频率
压差	洁净区与非洁净区之间、不同级别洁净区之间的压差应当不低于10Pa	每次实验
温度	应与细胞制备工艺要求一致，无特殊要求时，应控制在18～26℃	每次实验
湿度	≤65%相对湿度（RH）	每次实验

2. 悬浮粒子、浮游菌、沉降菌和表面微生物监测

表6-3 悬浮粒子、浮游菌、沉降菌和表面微生物监测

	洁净度级别	监测频次	监测项目
无菌隔离器	A级	每次实验	悬浮粒子③、浮游菌③、沉降菌②、表面微生物（含手套）
洁净室	A级	每次实验	悬浮粒子③、浮游菌①、沉降菌②、表面微生物（含手套及操作服）
	B级	每周一次	悬浮粒子④、浮游菌③、沉降菌、表面微生物（含手套及操作服）
	C级	每季度一次	悬浮粒子④、浮游菌④、沉降菌、表面微生物
	D级	每半年一次	悬浮粒子、浮游菌、沉降菌、表面微生物

注：①每月一次；②工作台面沉降菌日常监测采样点数不少于3个，且每个采样点的平皿数应不少于1个；③每季度一次；④每半年一次。

a）悬浮粒子监测标准

表6-4 悬浮粒子监测标准

洁净度级别	悬浮粒子最大允许数/m³			
	静态		动态	
	≥0.5μm	≥5.0μm	≥0.5μm	≥5.0μm
A	3 520	20	3 520	20
B	3 520	29	352 000	2 900
C	352 000	2 900	3 520 000	29 000
D	3 520 000	29 000	不作规定	不作规定

b）各洁净环境微生物监测标准

表6-5 各洁净环境微生物监测标准

洁净度级别	浮游菌/（cfu/m³）	沉降菌（Φ90mm）	表面微生物	
			接触（Φ55mm）/（cfu/碟）	5指手套/（cfu/手套）
A	<1	<1	<1	<1
B	10	5	5	5
C	100	50	25	—
D	200	100	50	—

注：—指不做要求

3. 监测方法

洁净室压差和温湿度、空气悬浮粒子、浮游菌、沉降菌的监测，参照实验室相关监测设备自行制定的操作规程执行。

【标准条款】

> 6.3.6   生物样本库应考虑库容量扩展以储存增加的、分装的和/或处理的生物样本。

【条款理解】

生物样本库应考虑到由于机构发展方向调整、存储数量增多、样本类型新增等情况而要面临的容量扩展。在建设期间，测算所需要样本制备和存储能力时，应预留出可供扩展的场地、基础设施、存储设备等。

【实施案例】

某三甲医院受场地限制，初建时样本库最大可承载样本储存 50 万份，经估算年增量 6 万～8 万份，为此医院在样本库运行第五年时应考虑扩容计划，向机构要求增加新址、添置设备、增设人员等，在规划中，院方提出未来细胞研究是重点支持方向，故样本库规划时增添了独立的细胞制备间、质控间和存储间，以及细胞制备和存储专用设备。

【标准条款】

> 6.3.7   生物样本库应制定应急预案，以确保在风险情况下其基础设施/专用场地内的环境条件符合要求。
> 示例：应有应急预案用于预防自然或人为因素的灾害，如停电、极端天气情况、地震和蓄意破坏等。

【条款理解】

样本库应识别基础设施、场地和环境异常的风险，并采取可行的措施，制定应急预案。这些异常可能来自自然灾害或人为制造，包括火灾、停电、洪水、极端天气、地震和蓄意破坏等。

通过应急预案的实施，应尽可能把负面影响降到最低，尽最大可能确保基础设施、场地和环境符合 6.3.1 的要求。如当基础设施、场地和环境发生变化或新增时，应重新评价上述风险和修订应急预案。

【实施案例】

1. 火灾

遇到火灾时，应首先迅速拨打消防救援电话，灭火救援由公安机关消防机构统一组织和指挥，样本库应接受公共实验室的调度，有序疏散，远离灾害现场；在人身安全危害解除后，样本库工作人员应联系相关部门人员，以协助解决存储设备的运行问题。

2. 突发断电

突发断电时，若短时间难以恢复供电，为防止样本损伤，应禁止打开低温冰箱，向备用场所/设备（参考 5 紧急互助机制）转移样本，加急订购转移冷媒材料；样本库信息系统应配备 UPS 且在确保安全的情况下做信息异地备份。

3. 存储设备故障

样本库应尽量购买双制冷超低温冰箱，制冷储存设备本身故障应急预案样本库应有备用存储设备，当现有设备（如超低温冰箱）由于长期运转突发故障不能送修，或应报废更换时，备用设备应能在紧急情况下确保样本库正常运行。

4. 水灾

样本库如位于地下室或低洼地带，应采取以下防范措施：

a）出入口处安置防水措施；

b）安装排水设施：泵站或集水井；

c）防漏防渗措施；

d）合理设置地下空间入口结构；

e）应配备各种防汛物资；

f）为避免洪涝等极端天气到来的风险，工作人员应关注台风、暴雨等极端天气预报，可提前与同地区具有较好地理位置的样本库建立合作，在必要时可将珍贵样本及时转移到安全地点储存；

g）根据风险判断，必要时样本库应配备抽水机。

5. 紧急互助机制

一些地理位置相邻、存储条件一致的样本库间，可以通过签署互助协议的方式互相提供应急支持。这种协作可以在发生突发情况下最大限度保护样本资源和信息。

第四节　外部提供的过程、产品和服务

【标准条款】

6.4　外部提供的过程、产品和服务

注：在本条款中，"产品"是指生物样本保藏中使用的除生物样本外的物品。

6.4.1　生物样本库应具备下列职能：

a）确定外部供应中关键的过程、产品和服务的要求；

b）将记录这些要求形成文件并告知外部供应方；

c）保留上述沟通信息；

d）确保外部供应的过程、产品和服务符合生物样本库的需求，不符合项应与外部供应方沟通。

【条款理解】

生物样本库应具备下列职能：

a）生物样本库应明确保藏活动中涉及的全部外部供应，可能包括某保藏过程、需购置的设备、信息系统、试剂与耗材和委托第三方开展的诸如物流、外部质控、计量等，这些可能影响保藏活动质量的外部供应均应被识别出来，并应该明确这些供应的具体要求，如设备技术参数、性能要求、维保期限；试剂耗材的供货周期、质量要求以及其他需要告知的内容。

b）对于各种外部供应样本库应结合实际情况确定具体要求，并在采购前形成文件告知外部供应方；

c）样本库应保留与供应方沟通的信息，以便提供核对和验收的证据，或当外部供应不能满足要求时作为终止的依据；

d）应采取措施验证外部供应符合样本库的需求，当外部供应影响样本质量或用户满意度时，应与外部供应方及时沟通。

【实施案例】

某样本库委托一家冷链物流企业进行样本包装和运输，样本库应对不同样本类型的包装和运输提出要求，包括包装材料、运输中冷媒、运输中温度监控的要求等，上述具体要求应在双方签署的协议中体现，此协议应经过合同评审，且双方签字后生效。在每次的运输中，样本库应监督包装过程是否满足约定要求，运输的时长、运输中的温度等实行控制，对于每次运输的完成情况进行评价，当发现不满足预期预定时，与冷链物流企业及时沟通，寻求解决方案。为更好的保障外部供应过程，上述的协议、沟通记录、运输记录等应予以保留。

【标准条款】

6.4.2　生物样本库应确定和采用相关准则，用于评价、选择、监管和再次评价外部供应方是否具备根据生物样本库需求提供过程或产品和服务的能力。生物样本库应保留这些活动及评估过程中必要措施的信息记录。

【条款理解】

生物样本库应确定对外部供应方的评价准则，可依据行业标准、样本库质量标准以及用户提出的要求，通过这些准则定期对供应方进行评价和监管，通过评价结果来评估供应方提供过程、产品或服务的能力，这些评价结果也是选择和再次评价外部供应方的依据。准则的制定、供应商评估过程、监管活动等记录应保留。

【实施案例】

生物样本库对于外部供应的评价按产品、服务和过程分别进行，制定评价准则，从售前、售中、售后三个方面进行评估。例如，外部供应产品可从产品性能稳定性、品控（不合格品）、供货周期等方面进行评价和再次评价，外部供应的服务可从技术支持的能力、资质、其他用户的评价、响应性等方面进行评价和再次评价，通常会要求所有的外部供应方提供法人资质、以佐证其能力的证明材料、重要人员能力的证明材料、某产品的授权书等等。以上的评价准则和所需要外部供应的具体要求均应清楚告知外部供应方，当供应发生问题和不符合时应告知供应商，并采取积极有效的措施，包括中止或终止等。

表 6-6 为某样本库的供应商评价表，由使用人员和采购人员共同完成，针对评价结果不合格的供应商，需进行必要沟通和解决，决定是否继续使用此供应商。

表 6-6　外部供应商评价表示例

考核内容		考评部门	评分标准	得分	结果	考评人签字
售前咨询	产品或服务性能	外部供应	熟悉预购买的产品或服务及其同类品的性能优缺点、市场行情等	10		
			仅了解预购买产品或服务的性能特点	5		
			不了解预购买的产品或服务	2		

续表

考核内容		考评部门	评分标准	得分	结果	考评人签字
售前咨询	备货稳定性	外部供应	备货充足，未曾缺货	10		
			每年缺货次数少于 6 次	5		
			每年缺货次数大于 6 次	2		
	价格稳定性	外部供应	价格有效期内稳定	10		
			价格有效期内有变动，但理由充分，并能提前通知	5		
			价格变动随意，且不能提前通知	2		
售中服务	产品质量	质量管理	产品质量稳定，与样品相符，符合需求	25		
			产品质量稳定，与样品有轻微差别但可接受	20		
			产品质量不稳定，与样品差别大，且有退货发生	15		
			产品质量不稳定，与样品差别大，且退换货次数大于每年 3 次	10		
	产品保质期	物资管理	到货产品在保质期内且剩余时间不低于保质期的 50%	15		
			到货产品在保质期内但剩余时间低于保质期的 50%，发生频次低于每年 3 次	12		
			到货产品在保质期内但剩余时间低于保质期的 50%，发生频次高于每年 3 次	9		
售后保障	到货期限	物资管理	能够在交货期内按照合同约定方式按时到货	15		
			到货方式符合合同约定，未按时到货低于每年 3 次	12		
			到货方式不符合合同约定或未按时到货高于每年 3 次	9		
	随货技术文件	外部供应	按照合同要求，随货提供完整的技术文件	5		
			随货技术文件不完整，但能够根据要求积极补发	4		
			随货技术文件不完整，补发不及时	3		
	突发情况	外部供应	处理突发、临时订单响应速度快	10		
			处理突发、临时订单态度积极，但执行力弱	8		
			无法处理突发、临时订单	6		
总分			评价方法：总计得分=各项得分总和，满分 100 分。总计得分 90 分以上的为优选供应商，70～89 分为一般供应商，60～69 分为暂可接受供应商，60 分以下为不合格供应商		结论	
评价后问题总结						
预期解决方案						

续表

沟通供应商的记录			
		沟通人:	沟通日期:
供应商对评价结论及问题的反馈			
反馈内容的讨论			
供应商次年再次合作的决议			
	确认签字:		日期:

【标准条款】

6.4.3 生物样本库应明确哪些外部提供的过程或部分过程应告知提供者/接收者/用户。

【条款理解】

样本库应评价所采用的外部提供的过程对样本或数据质量的影响程度，明确何种影响程度须告知提供者/接收者/用户，告知内容至少包括供应方、提供的过程内容及形式、可能带来的影响、监督机制等。

【标准条款】

6.4.4 生物样本库应确保外部提供的过程、产品和服务不会对生物样本库持续保存和供应经鉴定的生物样本及相关数据的能力产生负面影响。生物样本库应确定和评估外部提供的过程、产品和服务相关的风险。必要时，应采取措施避免对生物样本的保存和鉴定的符合性产生负面影响。

6.4.5 生物样本库应确定必要的验证或其他活动，以确保外部供应的过程、产品和服务满足要求。

【条款理解】

生物样本库应对外部提供的过程、产品和服务进行风险评估，评估时应考虑到外部供应方的供应能力、供应的持续性、可能造成的最大危害、对负面影响的监督能力等多方面因素，对于风险较高、容易产生较大负面影响的外部提供的过程（如生物样本保存、储存、鉴定等活动）采取措施，可通过抽查记录、活动监督、现场巡查、加强评估频率等手段，以确保样本库持续供应合格的生物样本及数据的能力。

生物样本库应明确对何种外部供应开展必要的验证或其他证明性活动，明确验证的方法、人员和判定准则，以确保外部供应的过程、产品和服务满足提供者/接收者/用户或样本库的要求。验证记录应进行妥善保留。

【标准条款】

> 6.4.6 当生物样本库决定利用外部提供的保存、储存和/或鉴定活动时，应遵循以下原则：
> a）根据提供的条款对此过程和全部相关的过程进行验证；
> b）外部供应方应针对该过程制定内审计划，并基于风险管理的方法定期实施（详见 ISO 19011）；
> c）保留这些活动相关的信息记录。

【条款理解】

当生物样本库决定利用外部提供的保存、储存和/或鉴定活动时，应遵循的原则至少包括：

与外部供应方签署协议，规定供应内容、执行过程、验收要求、期限以及其他必要条款，样本库应依据协议约定，对其提供的外部过程和全部相关过程进行验证，验证应包括实施过程符合性验证、产品质量或结果符合性验证等，验证方法可以是产品抽样检查、现场监察或记录追溯等。

应要求外部供应方针对供应过程提供内审记录，并基于风险管理的方法定期实施与该过程有关的内部审核（详见 ISO 19011 条款 5.2、5.4、5.5、6.4）；生物样本库可要求外部供应方提供内审计划及相关的实施依据，外部供应方应接受生物样本库的督促和对相关过程记录的核查和评估。

样本库应保留对上述过程的信息记录。

第五节 设 备

【标准条款】

> 6.5 设备
>
> 6.5.1 生物样本库应配备或控制访问生物样本保藏所需的所有设备。
>
> 注：这里的"设备"包括硬件和相关软件。
>
> 6.5.2 生物样本库应建立、成文和实施程序，用于控制所有设备的安装、安全操作、运输、储存和计划性维护，必要时还应包括校准程序。
>
> 6.5.3 生物样本库应有所有相关设备的使用和操作指南。
>
> 6.5.4 生物样本库应使用基于风险管理的方法，根据其对生物样本及相关数据的质量可能产生的直接或间接影响，对所有设备进行分类，确保能明确识别关键设备。
>
> 6.5.5 生物样本库应建立和维持包含本准则 6.5.1 和 6.5.2 中确定的设备清单，包括每台设备的编目、性能、维护、验证及确认（如适用）的相关信息。

【条款理解】

生物样本库应明确保藏生物样本及数据所需的硬件和相关软件。硬件至少应包括制备用设备如生物安全柜、离心机等；存储设备如超低温冰箱、液氮罐等；样本质控用设备如核酸分析、细胞分析等；辅助设备如标识读取设备、转运容器等；洁净控制和个人防护等装备。软件通常包括如样本管理系统、环境设施监控系统、设备状态管理系统、物料管理系统等。保藏机构应为样本库配备上述所用设备，如与其他部门共用时应保障设备为样本库可用和受控。

生物样本库应建立设备管理程序以控制和维持设备性能，包括设备的操作要求、安全处置、使用权限、异常情况处置、运输要求、储存和计划性维护等；用于鉴定、测量和监测的设备，如核酸定量、细胞计数、样本容量计算、环境监测设备等，应据保藏活动中此设备对样本质量的影响程度，明确准确度要求和校准要求，并依此编制校准程序；样本库应定期进行设备性能验证，制定计划性维护计划、校准计划、比对试验等。

生物样本库应保留和管理所有相关设备的使用和操作指南，保证需要时员工可方便获得。

生物样本库应明确关键设备的识别因素，可依据设备的必要性和重要性进行评价，通常可考虑影响样本质量、妨碍样本保藏活动开展、损害人员健康和安全等因素，根据评价的结果对所有设备进行分类，识别关键设备，当增添新设备时应进行关键设备识别。

生物样本库应建立设备清单并定期维护，保持其设备信息的准确、有效，设备清单至少应包括设备名称、编号、产品信息、性能要求、维护要求、校准要求、验证及确认等相关信息。

【实施案例】

某样本库识别关键设备时从样本质量、人员安全以及对保藏活动的影响三个方面进行评价，所识别出的关键设备包括：存储样本的设备、用于鉴定或者质控检测的设备、生物安全柜、处理样本的离心机、高压灭菌锅、液氮管道及阀门等。

【标准条款】

6.5.6 生物样本库应在设备安装后和使用前验证其能达到必要的性能，并符合相关要求。

6.5.7 关键设备应能达到所要求的准确度，并应符合样本处理或测试方法相关规范。

6.5.8 生物样本库应保存所有关键设备的信息记录。这些记录至少应包括以下内容：

a）设备及其软件的标识；

b）制造商名称、型号标识、序列号或其他唯一标识；

c）核查设备符合说明书；

d）当前的位置（适当时）；

e）制造商的操作指南（如有）或其存放位置说明；

f）校准、调试的结果、报告和证书，可接受准则和相关的日期[日期的记录格式符合 ISO 8601（见 7.1.3 注）]；

g）下次校准的日期[日期的记录格式符合 ISO 8601（见 7.1.3 的注）]；

h）维护计划、维护日期；

i）设备的任何损坏、故障、改装或修理。

6.5.9 关键设备及其软件应采取防护措施，防止被改动并产生无效结果。

【条款理解】

一些设备如生物安全柜、低温冰箱、自动化设备等有明确安装要求的设备，需要在安装后和启用前（包括停用、维修后）按照设备说明书的方法或由样本库根据其需要，自行设计的方法进行性能验证，以确保满足样本库使用要求；验证活动可由样本库发起，也可委托有资质的机构开展。

用于处理、鉴定、测试的关键设备应符合样本保藏活动中各过程和方法中对于准确度的要求（比如称量设备、温度检测设备、生物样本定性定量设备等），准确度要求应符合行业规范、普遍共识等的要求。

所有关键设备的记录都要合理保管，内容见 6.5.8 的 a）～i）。

关键设备及软件应采取措施防止设备参数、信息等被改动，例如，设置设备参数调整登录权限、参数调整按钮锁死、设置信息系统访问权限等，以防止因改动而影响样本质量或保藏的其他活动。

【标准条款】

> 6.5.10 生物样本库应建立和维持测量结果的计量溯源性，通过不间断的比较链或比对，关联到适当的参考物质。

【条款理解】

样本库的设备如移液器、天平、核酸定量仪、细胞计数仪需要进行校准或检定时，应记录所使用的校准方法和计量器具，根据需要可通过计量器具的校准证书中所示的校准依据、器具和方法逐级向上比对，以此维持计量溯源链，确保测量结果可溯源到参考物质。具体可参考 CNAS-CL01-G002:2021《测量结果的计量溯源性要求》4.5、4.9 条款的描述。

【标准条款】

> 6.5.11 发生以下情况时，设备应停止使用
> a）过载或处置不当；
> b）给出可疑的结果或过程输出；
> c）显示有缺陷或超出指定范围。
> 这些设备应予以隔离以防误用，或加贴标签或标记以清晰表明该设备已停用，直至修复且经过校准或测试后表明能正常工作。
> 6.5.12 生物样本库应根据本准则 7.11 采用适当的方法检查设备与作业指导书的缺陷或偏离。

【条款理解】

对于停用的情况，可能包括：错误操作、测量值超经验值或超出量程、设备报错等，此情况下，使用者应立即停止使用，并按照规程要求上报设备负责人或

者样本库负责人。

　　样本库应对停用设备采取措施，如张贴标识或隔离放置以防误用，并通知潜在使用者。之后，对设备进行修复、校准等，直至经过性能验证表明其能正常工作方能启用，同时解除停用状态。

　　当出现与 7.11 所述的不符合，样本库采取措施，通过可行且适当的方法检查是否由于设备的缺陷或偏离规定要求（通常在作业指导书中写明）而造成样本质量问题或对样本保藏活动结果造成不利影响。如遇上述情况，应及时维修、更换设备以满足样本库作业指导书中规定的参数要求。

第七章 过程要求

第一节 总 则

【标准条款】

> 7.1 总则
>
> 7.1.1 应明确生物样本及相关数据在生物样本库生命周期内所经历的阶段，并对适当过程进行确定和验证。工作流程应详细描述生命周期所有阶段的相关过程（如采集、登记、获取、标识、保存，长期储存、质控、运输和弃用）的具体程序（见4.1.1），每个程序的关键操作都应明确并形成文件（见7.8.2.7）。

【条款理解】

本标准要求生物样本库明确样本及相关数据生命周期涉及的所有阶段，并制定程序化体系文件用于指导样本库这些阶段中各项活动的过程管理，包括样本的采集/登记、获取、接收标识、质量复核、制备保存、长期储存与管理、质控、分发、运输、销毁/弃用等过程，并针对以上程序的关键操作编写标准操作规程（standard operation procedure，SOP），用于保证样本库各项活动得到具体指导和有效控制，也为程序体系的评审和持续改进提供基础和依据，如图7-1所示。

首先，应当明确生物样本及相关数据的生命周期，涵盖的所有阶段，包括患者招募、知情同意签署、样本的采集/登记、获取、接收登记和标识、质量复核、制备处理、保存、长期储存与管理、质控、分发、运输、销毁/弃用等环节过程，从而形成样本生命活动完整的闭环流程。不同类型生物样本的生命周期阶段存在差异，需要根据不同样本类型生命周期存在的差异制定相应的程序化体系文件。其次，根据生物样本的预期用途或应用需求识别过程中的关键活动，对其采用的方法进行必要的确认和/或验证（见7.9）。最后，针对这些过程，样本库制定程序文件、SOP和记录文件对样本保藏活动实施文件化管理，其中程序文件作为样本保藏过程的通用文件，用于规范工作流程（见4.1.1）；SOP则遵循程序文件要求，根据拟保藏生物样本的预期用途或应用需求来编制，用于规范具体操作规程；程序文件和 SOP 输出的记录文件作为过程运行的原始证据和可溯源依据（也见7.8.2.7），做到"写你应做，做你所写"，可管可控可溯源。

【实施案例】

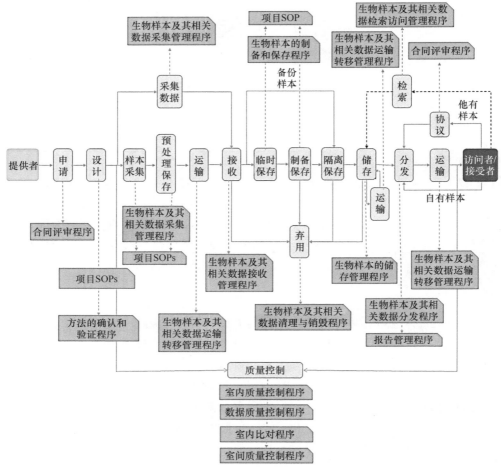

图 7-1　样本保藏过程及管理相关文件图

【标准条款】

> 7.1.2　所有程序和过程都应持续更新并确保员工随时可用。

【条款理解】

　　生物样本库应不断识别影响所有程序和过程的内、外部因素变化，包括工作流程的改变、技术更新、仪器设备更换、系统升级等，并且按照体系文件制定的文件控制流程，根据变化持续更新涉及的程序文件和 SOP。更新后的体系文件可以用电子版或者纸质版的形式进行文件控制和分发管理，以保证工作人员在需要时可获取现行有效的文件；可以是在指定的实验区、库区、办公区等。如果是电子版分发，建议在系统中进行发放时间、发放对象的管理和记录；如果是纸质版分发，建议对版本进行更新和记录。无论是电子版还是纸质版的受控和分发管理方面，有几点原则可以指导和遵循，一是以授权获取后便于获得和指导实际工作为原则，二是以防止各个版本的误拿误用为原则，遵循以上原则，各个样本库根据自身人员数量、工作流程和区域分布等特点，根据自身的实际情况可制定相应的方式，不用拘泥于其他样本库的经验；并且需及时进行更新后体系文件的培训和考核，可以是集中学习，或者分岗分组学习，形式上可以是理论或者实际操作相结合，重点是确保相关岗位工作人员正确理解并应用文件。

【标准条款】

> 7.1.3 所有生物样本生命周期内的关键阶段的日期都应按照标准格式记录。生命周期关键阶段的时间（如制备开始时间或持续时间、冷冻时间）宜规定按照标准格式记录。日期和时间的记录格式宜符合 ISO 8601 的规定。
> 注：日期可表示为 YYYY-MM-DD（如 2018-04-25），时间可表示为 hh:mm:ss（如 04:26:55）。

【条款理解】

生物样本生命周期内的关键阶段包括但不限于样本采集、样本接收、样本制备、样本复核、样本储存、样本分发、样本运输、样本销毁等，这些阶段的日期应该按照标准化的格式记录；如果需要记录这些阶段的时间，如制备开始时间或持续时间、冷冻时间等，则建议按照标准化的格式记录。这些关键的日期和时间以电子或者纸质形式记录，以此实现样本保藏过程的可追溯。

日期和时间的记录格式宜参照 ISO 8601:2019《数据存储和交换形式·信息交换·日期和时间的表示方法》的规定，其中要求，当实际应用表明只需用日历日期表达式时，其完全表示法应该为八位数字组成的纯数字型数据元，其中[YYYY]表示日历年，[MM]表示日历年中日历月的顺序数，[DD]表示日历月中的日历日的顺序数，因此日期可表示为 YYYY-MM-DD（如 2018-04-25），时间可表示为 hh:mm:ss（如 04:26:55）或 hh:mm（如 04:26）。

第二节 生物样本及其相关数据的采集

【标准条款】

> 7.2 生物样本及其相关数据的采集

> 7.2.1 信息记录要求
>
> 7.2.1.1 生物样本库负责生物样本采集时，应明确需要采集的生物样本相关信息记录并形成文件。信息记录应包含采集的日期、场所和程序及其他任何与实现目标有关的信息（如分类学信息），还宜包括生物样本采集的时间。日期和时间的记录格式宜符合 ISO 8601（见 7.1.3 注）的规定。
>
> 7.2.1.2 当生物样本库获得生物样本时（如生物样本库不负责采集样本），宜明确采集过程中所需或建议采集的信息并保留恰当的信息记录。

【条款理解】

本标准要求生物样本库制定文件化程序，用于生物样本及其相关数据采集流程的管理，包括各种不同类型样本采集或获得前的信息和数据、采集程序和具体操作规程，以及伦理审批和知情同意等，用于规范样本及相关数据的采集活动。

若生物样本库负责生物样本采集活动，则应建立标准操作程序文件、不同类型样本采集 SOP 和记录文件，在采集过程中按照程序文件和 SOP 进行操作，并记录供体/提供方/捐赠者、采集样本的相关信息，如捐赠者信息（包括但不限于姓名、年龄、性别、临床诊断、传染病因子检测报告、疾病史、家族史和治疗史等）、采集样本信息（包括但不限于样本名称、采集地及采集地生境等）、生物样本信息（包括但不限于采集日期和时间、地点、部位、采集方法/程序、数量和种类，接收前的延迟处理时间和暂时保存条件等）。

若生物样本库不负责生物样本采集活动，仅作为保藏方获得采集后的样本及相关数据，也建议建立标准操作程序文件、不同类型样本采集 SOP 和记录文件，明确并且记录采集过程中所需的相关信息（如上），或要求提供者提供上述采集信息，用于样本完整生命周期的管理和溯源。

【标准条款】

> 7.2.2 获得前的信息
>
> 如可能，生物样本库应记录和/或保留接收前生物样本经历阶段的相关信息，这些阶段可能对生物样本的属性产生影响，记录/保留相关信息可用于评估生物样本与预期要求的适合度。更多详情和要求见附录 A、附录 B 中给出的补充信息。

【条款理解】

为保证生物样本的可溯源性，需要尽可能获得并且记录生物样本在接收前经历阶段的相关信息，包括样本采集、运输、延迟处理及暂时保存等各项信息，具体如表 7-1～表 7-3 所示（包括但不限于）。

表 7-1　获得前信息表-采集

附录 A 的规范性要求	文件举例（实施指南）
时间	样本采集时间和/或日期
采集点	采集点地理数据（如坐标）
	宿主/来源描述（如农场、医院、动物、人、森林、田地）
	采集点环境数据
提供者	姓名、地址、邮编
	知情同意信息、授权、许可
	既往数据、来源
生物样本/有机体的识别信息或属性	知情同意信息
	匿名/伪名化
	生物学分类（物种）
	表型数据（组织类型、采集部位）
	临床数据、诊断、治疗
	计量生物学数据（如生物样本的数量、体积等）
	组学数据
	流行病学数据
	生活方式数据：吸烟状况、饮食等
	人口学数据
	唯一识别符
	样品/隔离历史
采集方法	取样方法
	原始容器类型
	添加剂，稳定剂

表 7-2　获得前信息表-接收和运输

附录 A 的规范性要求	文件举例（实施指南）
运输方式/装运规格	唯一编码（如 UN 3373）、包装批号（PI650）、禁令要求（如辐射）
运输过程中的温度	最低/最高温度要求
接收时的温度	最低/最高温度要求
运输起止时间和日期	最长时间要求
其他要求	湿度、光照、最长运输时间、天气、季节等

表 7-3　获得前信息表-制备和暂存

附录 A 的规范性要求	文件举例（实施指南）
制备方式暂存方法	时间戳的记录
	关键步骤的温度监控
	交叉污染
	灭菌

续表

附录 A 的规范性要求	文件举例（实施指南）
制备方式暂存方法	保存器皿的类型
	分装数量或批次
暂存	使用的保存技术
	添加剂/防腐剂
	暂时保存的条件（温度、湿度、时间）

　　生物样本在被生物样本库获得之前，所经历的阶段可能包括采集、运输、制备和暂存，这些环节可能对生物样本的属性产生影响。尽可能记录这些获得前信息，可用于评估后期质控或者使用中样本是否满足科研用户预期要求。如果经过质控和评估后，样本无法满足预期研究要求，则需要针对其获得前经历阶段的信息进行风险评估和流程改进，包括采取纠正和预防措施等。

【标准条款】

　　7.2.3　采集过程
　　7.2.3.1　生物样本库和/或接收者/用户应根据生物样本预期用途、成熟技术或相关标准等来确定采集程序。

【条款理解】

　　生物样本库要根据接收方/用户的科研需求，充分考虑生物样本的预期用途，如研究目的和检测技术等，确定样本采集的种类、数量，并采用公认方法、相关标准等标准化程序或成熟方案采集样本。这就需要在项目启动和样本采集前，双方进行充分的沟通，共同制定样本采集方案。样本库应基于不同样本的标准化采集程序和标准化操作流程给予个性化指导。同时针对标准化的方法，前期需要进行标准、指南和文献查引，并进行方法验证后使用。如果部分特殊研究样本无法使用公认的方法、成熟技术或相关标准等进行样本采集，则需要对现有的标准方法进行改进或者新建自建采集方法，并对改进修改或者自建的方法进行确认和验证，明确是否能够满足预期研究要求，并将确认和验证后的采集方法文件化，保证采集程序现行有效。
　　应根据样本的特性和预期用途、成熟技术或相关标准等明确样本采集的质量技术要求，制定样本采集标准操作规程（SOP），明确采集过程影响样本质量的关键要素但不限于采集前的培训和考核、样本采集时机和方式方法，采集的日期时间、类型和量、采集后信息记录，暂存温度及运输方式等。
　　血液样本采集可依据 GB/T 38576—2020、WS/T 661—2020，根据样本预期用途关注采集时间、原始采集管的类型和量，采集后暂存及运输方式因素，部分内容可参考案例一"人类血液样本采集程序"。

组织样本采集可依据 GB/T 40352.1—2021，根据样本预期用途关注手术方式、采集部位、采集顺序和方式方法、采集类型及体积、采集时间（冷缺血、热缺血）记录，采集后暂存及运输方式等因素，部分内容可参考案例二"人类组织样本采集程序"。

尿液样本采集可依据 GB/T 38735—2020、WS/T 348—2011，根据样本预期用途关注采集时机，样本类型及样本量、采集容器、采集时间、采集后暂存及运输方式等因素。

粪便、脑脊液、微生物等样本采集可依据 GB/T 41908—2022、WS/T 662—2020、WS/T 640—2018，根据样本预期用途关注样本采集时机、部位、方法，采集类型及采集量、采集后暂存及运输方式等因素。其他类型样本可以参考表 7-4 中的相关参考标准、其他标准或者相关文献等，并根据研究的需要、预实验结果、实际条件等确定标准化采集、运输、暂存和制备等操作规程，进行方法验证后使用。

表 7-4 样本采集后运输、暂存和制备要求示例

样本类型	下游科研分析及应用	运输要求（温度/时间）	暂存要求（温度/时间）	制备要求（温度/时间/方式）	参考标准（见附件1）
血液（血清）	蛋白质组学、代谢组学	<2h	<2h	1. 室温静置：①无添加剂采血管：1h；②含促凝剂采血管：5min；③含惰性分离胶和促凝剂采血管：30min；2. 1500~2000g，离心10min	GB/T 38576—2020；WS/T 661—2020
血液（血浆）	蛋白质组学、代谢组学、基因组学	<2h	<2h	1500~2000g，离心10min	GB/T 38576—2020；WS/T 661—2020
尿液	常规筛检、细胞学研究、物质定量检测、微生物培养等	避免振荡	室温：<2h；2~8℃：>2h	—	GB/T 38735—2020；WS/T 348—2011
石蜡包埋组织	病理学研究	<30min	<30min	室温	GB/T 40352.1—2021
新鲜冻存组织	基因组学、细胞学研究	<30min	<30min	液氮冻存	GB/T 40352.1—2021
粪便	宏基因组研究	≤-20℃：<2h；>-20℃：采用含特定保存液的采集管按照说明书操作	≤-20℃：<2h	新鲜冻存：1~2g/管；非新鲜冻存：按照含特定保存液的采集管说明书操作	GBT 41908—2022
	非靶向代谢组学研究	≤-20℃：<2h；>-20℃：采用含特定保存液的采集管按照说明书操作	≤-20℃：<2h	新鲜冻存：0.2~1g/管	GB/T 41908—2022

续表

样本类型	下游科研分析及应用	运输要求（温度/时间）	暂存要求（温度/时间）	制备要求（温度/时间/方式）	参考标准（见附件1）
粪便	人体脱落细胞研究（如表观组学、microRNA等）	≤−20℃；<2h；>−20℃：采用含特定保存液的采集管按照说明书操作	≤−20℃；<2h	新鲜冻存：1~2g/管；非新鲜冻存：按照含特定保存液的采集管说明书操作	GB/T 41908—2022
脑脊液	化学和免疫学研究（如蛋白质、葡萄糖等）	室温	室温；蛋白和核酸分析：≤−20℃	—	WS/T 662—2020
	微生物学研究	室温，不可冷藏	室温，不可冷藏	—	WS/T 662—2020
	细胞学研究	室温	室温	<1h	WS/T 662—2020
微生物	细菌学研究	≤2h：室温；>2h：采用转运培养基或冷藏（血培养样本除外）	≤24h：室温；分子研究：冷藏或冷冻（<−70℃最佳）	—	WS/T 640—2018
	病毒学研究	血液样本：室温，2~4h；其他样本：2~8℃，2~4h	≤−70℃：>24h	—	WS/T 640—2018

【实施案例】

案例一　人类血液样本采集程序

【概述】

为保证实验质量，对实验流程中血液样本的采集进行规范化管理。

【适用范围】

入库项目及科研合作项目的所有血液样本。

【职责】

针对项目的研究方向和下游分析的需求，由临床项目组和临床生物样本中心充分沟通后，确定血液样本采集时间、种类和数量，并由项目组完成样本和相关数据的采集，运输至中心进行接收、处理，以及信息管理和存储。

【工作程序】

1. 采集种类

血液样本采集的种类有全血、血浆、白膜层、血清、PBMC 等样本。需要根据研究目的和要求选择不同的采血管和抗凝剂，见表 7-5。

表 7-5 采血管类型

采血管类型	图片	特点	使用方法	适用	不适用
非抗凝管（血清）		无添加剂的干燥真空管，内壁均匀涂有防止挂壁的药剂（硅油）	等血清自然析出后，离心使用	大多数生化分析代谢组学、激素分析	
非抗凝管（血清）		内壁均匀涂有防止挂壁的硅油，同时添加了促凝剂	如果想快点出结果，可采用促凝管，一般 5min 内可使采集的血液凝固	大多数生化分析代谢组学、激素分析	
非抗凝管（血清）		含有惰性分离胶及促凝剂的采血管	在普通离心机上，分离胶将血液中的液体成分（血清）和固体成分（血细胞）彻底分开并积聚在试管中形成屏障。离心后血清中不产生油滴，因此不会堵塞机器	大多数生化分析代谢组学、激素分析	
抗凝管		含有肝素钠或肝素锂的采血管		激素分析肾功能测定肝脏酶学检测代谢组学研究	凝血因子分析PCR 分析DNA 分析
抗凝管		含有乙二胺四乙酸及其盐的采血管		多数蛋白质/基因组分析血液学分析游离核酸外泌体	质谱分析金属离子测定细胞遗传学分析
抗凝管		含有柠檬酸钠抗凝剂的采血管	采血时应注意采足血量（2ml），以保证检验结果的准确性，采血后应立即颠倒混匀 8～10 次	RNA/DNA 分析红细胞沉降率凝血因子/血小板分析淋巴细胞活性分析	
抗凝管		含有 0.109mol/L 柠檬酸钠	采血时应注意采足血量（2ml），以保证检验结果的准确性，采血后应立即颠倒混匀 8～10 次	血沉检测	

续表

采血管类型	图片	特点	使用方法	适用	不适用
抗凝管		含有草酸钾/氟化钠	使用时应注意缓慢颠倒混匀	血糖检测	
PAXgene RNA 管		含稳定体内基因转录性状的添加剂	室温放置2h以上再处理，−80℃冻存前需−20℃冻存24h，或离心处理	从全血中分离并纯化细胞内 RNA 进行 RT-PCR 等分子学诊断检测	

a）全血样本：根据研究要求决定是否加抗凝剂。

b）血浆样本：根据研究要求选择加抗凝剂，例如，血小板在盛有枸橼酸钠的采血管中最稳定；肝素锂抗凝的样本也比较稳定，但肝素锂有相当数量的蛋白质，这可能对一些亲和力过程有影响并干扰 DNA 测序；EDTA 抗凝剂不适于质谱检测，并且血样稳定性较差，因此 EDTA 采集管建议迅速处理。

项目无特殊要求的使用紫帽管（含 2% EDTA-K2 抗凝剂），采集血样本后，立即将试管轻轻颠倒 5～6 次，使血液与抗凝剂充分混匀。

c）血清样本：使用血清管（不含抗凝剂）收集血液样本后，4℃下放置 30min；由于发生了凝血过程，其成分中缺乏凝血因子和一些可能被凝血团块带走的某些未知成分。

标准真空采血管和标签的不同颜色代表着不同的添加剂种类和试验用途，根据科研需要进行选择。

2. 采集顺序

a）推荐采用直针采血方式，顺序如下：

①血清管（红帽或黄帽）；②ACD 抗凝管（蓝帽）；③肝素血浆管（绿帽）；④EDTA 管（紫帽）；⑤PAXgene RNA 管；⑥其他采血管。

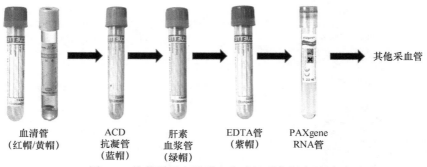

血清管（红帽/黄帽）　ACD抗凝管（蓝帽）　肝素血浆管（绿帽）　EDTA管（紫帽）　PAXgene RNA管　其他采血管

图 7-2　推荐采用直针采血方式的采集顺序示例

b）特殊情况采用蝶翼方式采血，且无血培养管时，顺序如下：

①帽管（弃置管）；②ACD 抗凝管（蓝帽）；③血清管（红帽或黄帽）；④肝素血浆管（绿帽）；⑤EDTA 管（紫帽）；⑥PAXgene RNA 管；⑦其他采血管。

3. 血液样本采集程序

项目采集前，根据项目的研究方向和下游分析的需求，沟通血液样本采集前患者准备（如空腹/餐后）、采集体位、采集的时间点（如术前/术中/术后，治疗前/中/后等）、采集方式（如外周静脉采集/中心导管采集）、采集数量、抗凝剂种类等进行沟通，制定个性化 SOP。

现以外周静脉血液样本采集为例进行如下示例：

a）由项目采集人员与捐赠者进行沟通后，获得同意并签署知情同意。

b）核对：由采血组人员核对捐赠者和采血的时间点，确定采血部位及采血量。

c）核查采血所需的物品，包括信息采集表等是否准备齐全、准确。

d）采血：

1）选择血管：常用肘窝静脉、肘正中静脉、前臂内侧静脉，小儿可采用颈外静脉、大隐静脉。

2）捐赠者取坐位，暴露穿刺部位，在穿刺部位肢体下放一次性垫巾、止血带。用复合碘棉签消毒穿刺部位。在静脉穿刺部位上方 4～7cm 处扎止血带，使静脉充盈显露，受检者握拳。

3）穿刺：推荐使用真空采血技术。摘掉静脉穿刺针上的保护套，进行静脉穿刺，穿刺成功后，用贴好标签的负压真空管采集静脉血，松开止血带，受检者松拳，用棉签压住进针处，拔出针头，嘱采血对象按压 5min。

4）采血量为 5～10ml，需抗凝的血液样本收集后，立即将试管轻轻颠倒 5～6 次，使血液与抗凝剂充分混匀。

5）采集的样本于 2h 内使用血液样本低温转运箱转运至样本库进行血液成分（血清、血浆、白细胞、PBMC、血凝块）的分离处理，做好样本交接记录。

6）血液样本从采集到处理的间隔时间不宜超过 2h，否则应在 2℃～8℃环境中保存且间隔时间不超过 24h。

4. 信息采集

a）由项目采集人员与捐赠者进行沟通后，签署知情同意书。

b）按照科研需求，由经培训医生、病理医生、研究助理等完成各类样本采集和信息采集，见表 7-6。

表7-6　生物样本信息采集表

采集单位				
科室		项目负责人		
捐赠者姓名		年龄	病案号/ID 号	
采集日期 （YYYY-MM-DD）		时间 （hh:mm）	采集人员	
采集时间段	□手术/□治疗　□前　□中　□后	采集地点	□手术室　　□病房　　□门诊　　□其他	
是否为家系采集	□否　　□是，与捐赠者关系：□之父　　□之母　　□其他_____			
感染性	□无　　□有			
样本类型及数量	血清_____管； _____ml/管	EDTA 抗凝血浆_____管； _____ml/管	粪便_____管； _____g/管	尿液_____管； _____ml/管
	肝素抗凝血浆_____管； _____ml/管	ACD 抗凝血浆_____管； _____ml/管	脑脊液_____管； _____ml/管	其他_____管； _____ml/管
临床诊断				
备注	例：用药____周	其他信息	□身份证号码： □护照号码：_____ □其他号码：	

5. 采集后暂存

样本采集后若不能及时送至生物样本库处理，应根据下游拟进行的用途进行暂存，确保生物样本的质量、生物安全和生物安保，并应由专人尽快运输至生物样本库进行处理，运输参考"样本运输程序"和"样本运输操作规程"，血清应在离体 2h 内完成处理，血浆样本应在离体 4h 内完成处理。

【相关程序】

　　样本运输程序
　　样本接收记录程序
　　样本前处理、制备程序
　　安全管理程序

【相关操作规程】

　　血液样本采集及保存操作规程
　　样本运输操作规程

【相关记录】

　　知情同意书

样本接收登记记录表

【相关文件】

全国临床检验操作规程（第4版）

案例二 人类组织样本采集程序

【概述】

为保证临床生物样本质量，使其满足科研用户需求，生物样本库应对石蜡和新鲜组织样本的采集和处理程序进行规范化管理。

【适用范围】

入库项目及科研合作项目的所有组织样本，主要包括新鲜冻存组织和石蜡包埋组织。

【职责】

针对项目研究和下游分析的需求，经临床项目和临床生物样本中心充分沟通，确定样本采集的种类和数量，并由病理医生/生物样本库采集人员（经培训）完成样本和相关数据采集，运输至中心进行接收、处理、信息管理与储存。

【工作程序】

一、基本原则

所有人体组织样本完整送至病理科，在获得知情同意后，在保证临床病理诊断基础上再进行样本取材、收集和贮存。

二、新鲜组织样本采集

1. 做术中诊断的样本应在冰冻病理报告发出之后方可进行取材。
2. 样本收集必须在建立满足患者病理诊断需求基础上进行，样本直径≤1cm时不宜留取。
3. 需由高年资病理取材医生采集或在高年资病理取材医生指导下进行。
4. 采集顺序：远端/正常—癌旁—癌。

5. 采集后样本用无菌 PBS 冲洗，注意无菌操作，一样一械（刀片、镊子），防止交叉污染。

6. 癌旁组织择距离癌灶边缘 1～3cm 范围内的组织样本，正常组织选择距癌灶边缘 5cm 以上或距离癌灶边缘最远端取组织样本。以上均应避免在肿瘤切缘部位进行取材。

7. 质量不小于 100mg，大小为 0.5cm×0.5cm×0.5cm。

8. 采集后的样本按照研究需求使用 RNAlater、液氮保存，及 OCT 包埋等操作。

三、石蜡包埋组织样本采集

1. 应与病理科常规病理取材同步进行。

2. 样本收集需建立在满足患者病理诊断需求基础上进行。

3. 应由高年资病理取材医生采集或在高年资病理取材医生指导下进行。

4. 留取石蜡包埋样本大小为 1.5cm×1.0cm×0.3cm。

5. 组织固定时间：活检样本 6～18h，外科手术样本 12～36h，最长不宜超过 72h。

四、信息采集

1. 由项目采集人员与捐赠者进行沟通后，签署知情同意书。

2. 按照科研需求，由医生（经培训）/病理医生完成组织样本采集和信息采集，见表 7-7。

表 7-7　生物样本信息采集表

采集单位			
科室		项目负责人	
捐赠者姓名		年龄	病案号/ID 号
采集日期（YYYY-MM-DD）	．　．	时间（hh:mm）	采集人员
采集时间段	□手术/治疗　□前　□中　□后	采集地点	□手术室　□病房　□门诊　□其他
是否为家系采集	□否　□是，与捐赠者关系：□之父　□之母　□其他＿＿＿＿＿＿＿．		
感染性	□无　□有＿＿＿＿＿＿＿．		
样本类型及数量	新鲜 T＿＿＿管，＿＿＿cm*＿＿＿cm*＿＿＿cm 新鲜 N＿＿＿管，＿＿＿cm*＿＿＿cm*＿＿＿cm 新鲜 P＿＿＿管，＿＿＿cm*＿＿＿cm*＿＿＿cm	福尔马林组织 T＿＿＿管，＿＿＿cm*＿＿＿cm*＿＿＿cm 福尔马林组织 N＿＿＿管，＿＿＿cm*＿＿＿cm*＿＿＿cm 福尔马林组织 P＿＿＿管，＿＿＿cm*＿＿＿cm*＿＿＿cm	其他＿＿＿＿管；＿＿＿＿ml/管	其他＿＿＿＿管；＿＿＿＿ml/管
临床诊断			
备注	例：用药＿＿＿＿周		

五、暂存及运输

1. 暂存

样本采集后若不能及时送至生物样本库处理，应根据下游拟进行的用途进行暂存，确保生物样本的质量、生物安全和生物安保，并及时送至生物样本库进行处理，新鲜组织样本应当在离体 1h 内完成处理。

2. 运输

a）院内运输：采用干式液氮罐进行运输，运输时间建议不超过 2h。

b）院间运输：根据样本种类、数量要求的温度、距离远近等进行运输，参考"样本运输程序"。

【相关程序】

样本运输程序

样本的整理与转运程序

【相关操作规程】

新鲜组织样本采集及处理操作规程

组织样本 OCT 包埋及冰冻切片制作操作规程

石蜡包埋组织及石蜡切片制作操作规程

石蜡切片 HE 染色操作规程

样本运输操作规程

【相关记录】

组织样本采集登记表

石蜡包埋组织质控记录表

【相关文件】

GB/T 40352.1—2021《人类组织样本采集与处理 第 1 部分：手术切除组织》

案例三 动物样本采集程序

【概述】

规范动物样本采集流程，确保样本后续使用质量。

【适用范围】

适用野生动物、实验动物、家养动物样本采集。

【职责】

动物样本库工作人员负责动物样本采集工作，记录样本信息及采集过程。

【工作程序】

一、基本原则

动物样本库开展采集活动前应先获得所在单位伦理委员会批件。对非动物样本库人员采集但申请保存的样本，动物样本库接收前应告知并要求样本提供者，即动物样本库只接收、保存已取得相应伦理道德许可的动物样本。有条件的话，宜为非动物样本库人员提供样本采集操作规程作为参考。

二、样本采集前程序

1. 办理"动物福利伦理许可"

生物样本库主动采集活动一般由所属单位的伦理委员会审批，非生物样本库主动采集活动获得的样本（即由他人采集样本存储于生物样本库的样本）一般要求样本提供者取得采集活动所需的伦理许可。

2. 征得同意

项目采集人员应与样本提供者进行沟通并征得动物样本提供者同意。野生动物及实验动物样本提供者可以是采集者，家养动物样本提供者可以是动物主人或所有者。

3. 动物保定

大型哺乳动物可使用绳子、木杆等工具固定动物头部、四肢等，保证采集人员不被动物咬、顶、踢或拍伤；家犬、猕猴等具有一定攻击性的动物可使用打针笼将动物固定至笼子角落处；小型动物，如小鼠，可抓住脖子处固定；鸟类，可用左手将鸟的两个翅膀反立于背上，用中指、食指夹住两翼关节处，便能使鸟固定不动。

4. 预处理

对不同采样对象，选择适用的方便后续操作的处理方法。如果动物采样部位毛发浓密，可先使用剃毛刀剃除毛发。如果鸟类下针部位羽毛较多，可适当拔除部分羽毛。还可使用75%酒精棉球等消毒实际擦拭取样部位，此操作同时可使动物毛发贴服，方便精准找到取样部位。

5. 样本采集程序

a）血液采集

根据动物体型选择适用型号采血针或注射器。根据血液样本用途，使用不同类型真空采血管。采血管选用及操作参考"案例一人类血液样本采集程序（表7-5）"。鸟类血液凝结速度快，使用注射器采血时易堵针头，因此采血前可用抗凝剂润洗注射器，采血后立即转入采血管或进入制备程序。

1）颈静脉采血

此法常用于牛、羊、马等大型动物。

①将其头部稍前伸并稍微偏向对侧，采血者站于颈侧。

②用采血针或注射器在动物颈静脉沟上1/3与中1/3交界处下针，左手拇指（或食指与中指）压迫采血部位下方颈静脉血管，使其充盈怒张。

③手持采血针头，沿静脉沟与皮肤呈45°角，由下向上方刺入。或采血者左手抬起尾巴往上翘与水平面呈45°角。手在离尾根10cm左右，第4、5尾椎骨交界中点凹陷处下针，将采血针针头垂直刺入0.5～1cm深。

④将干棉球压住穿刺孔，立即拔出穿刺针，继续按压穿刺孔1min防止穿刺孔流血。

2）前、后肢皮下浅层静脉采血

此法常用于犬、猫、猴等动物。

①前、后肢皮下浅层静脉主要包括：前肢背侧皮下头静脉、后肢外侧小隐静脉。后肢外侧小隐静脉采血方法是将动物固定后，找到后肢腹部下1/3的外侧浅表皮下的后肢外侧小隐静脉。

②采血者左手紧握剪毛区上部或扎紧止血带，使下部静脉充血。

③右手握住针头找准静脉刺入，见回血后将刺塞端（用橡皮胶管套住的）直接刺穿入真空采血管盖中央的胶塞中，血液自动流入试管中。

④前肢背侧皮下头静脉位于前脚爪的上方背侧的正前位，采血方法同上。

⑤将干棉球压住穿刺孔，立即拔出穿刺针，继续按压穿刺孔1min防止穿刺孔流血。

3）翅静脉采血

此法常用于鸟类动物。

①使动物翅膀展开露出腋窝部。拔掉该处羽毛，可见由翼根进入腋窝的翼根静脉，其远心端则是较细的翼下静脉。

②采血者左手拇指压迫血管近心端，待血管怒张后，用装有细针头的注射器，由翼根向翅方向平行刺入静脉，即可缓慢抽取血液。选择的采血部位可是翼根静脉，也可是翅中部较直的一段翅下静脉。进针不宜过深，抽血速度要慢，因为静脉血管回血流速较慢，过快容易导致血管内压突然降低造成血管壁塌陷而阻塞针头，影响采血量。

③见回血后将刺塞端（用橡皮胶管套住的）直接刺穿入真空采血管盖中央的胶塞中，血液自动流入试管中，如需多管采血，将刺塞端拔出，插入另一真空采血管即可。采到所需量的血液时拔出刺塞端的采血管。

④将干棉球压住穿刺孔，立即拔出穿刺针，继续按压穿刺孔 1min 防止穿刺孔流血。

b）采集组织

①根据组织样本用途，使用不同保存液。以保存 DNA 为目的的样本，可使用酒精、血液 DNA 保存液、RNAlater 保存液等。以保存 RNA 为目的的样本，可使用 RNAlater 保存液。以保存组织形态为目的的样本，可使用福尔马林、RNAlater 保存液等。

②使用手术剪、镊子剪取组织块。

③使用手术剪、镊子将组织块减小，分装到冻存管中。组织厚度不宜超过 0.5cm。

④根据后续科研需求添加相应保存剂。

⑤对添加 RNAlater 保存液的组织样品静置于 4℃冷藏冰箱中或冰袋上过夜孵育（12h），后转移至–20℃或–80℃冷冻冰箱冻存。

c）采集粪便

①采样前用干净的采样拭子/棉签拨去表面粪便。

②从深处取材约黄豆粒大小粪便，约为 0.5cm×0.5cm×0.5cm。

③将粪便样本分装至 2ml 冻存管内。

④根据后续科研需求添加相应保存剂。

⑤对添加 RNAlater 保存液的组织样品静置于 4℃冷藏冰箱中或冰袋上过夜孵育（12h），后转移至–20℃或–80℃冷冻冰箱冻存。

d）采集毛发

①不同动物毛发采集位置有所不同，注意应选取粗壮的毛发/羽毛采集。牛、羊等牛科动物应采集脖子或尾巴毛发较粗大的毛发。

②每次选取 5 根左右毛发，可借助钳子之类的工具用力拔取（注意要连发根一起拔出）。猪应采集背部较粗大的毛发，每次选取 5 根左右拔取（注意要连发根一起拔出）。鸡、鸭、鹅等家禽可直接拔取 2～3 根翼羽、尾羽或腹羽（注意要连羽根一起拔出）。

③拔出的毛发不需要添加保存液直接封装于自封袋中。毛发样本应尽快存储于–80℃冰箱中，如无上述条件可暂存于–40/–20/4℃冰箱，在户外应存储于–80℃车载冰箱中。

e）采集口腔上皮

①取出一次性泡沫采样棒，将泡沫采样棒压在口腔内侧壁，反复擦拭20次以上，力度以腮部微凸为准。

②将泡沫采样棒按压涂抹于FTA卡圆圈区域内，按压均匀。

③静置10min，待FTA卡充分晾干（可轻轻晃动FTA卡加速风干）后再装入自封袋中，加入适量干燥剂，常温封存。

6. 记录信息

按照科研需求，由技术熟练的人员完成动物样本和信息采集并填写"动物样本采集信息记录表"。其中"*"表示必填信息，当生物样本库获得生物样本时（非生物样本库主动采集生物样本）要求样本提供者填写表中"*"字段信息。可参考表7-8。

表7-8 动物样本采集信息记录表

原始编号*	采集日期*	采集时间	采集人*	物种*#	性别	年龄	年龄单位	样本类型*	取样部位*	保存液*	数量	数量单位	保藏方式*	异常情况
记录人														
记录日期														

注：#表示采集时获取的信息，不代表真实有效的信息。如无法具体到物种，可按"种-属-科-目-纲-门-界"顺序反序填写。例如"原鸡属"、"犬科"。

7. 医废处理

室内环境下，剩余动物组织或尸体装于医疗废弃物塑料袋中，移交给具有资质的公司处理。野外环境下，剩余动物组织或尸体填埋或焚烧处理。

三、暂存及运输

动物样本的入库前流程（采集、暂存、转运）往往与入库流程相对独立，体现在时间间隔长、空间隔离、人员不同等方面。例如采集人员长时间在野外工作，受限于信息采集系统缺乏、信号不稳定等客观条件，采集现场往往通过纸笔记录采集相关数据，从而形成纸质档或电子档记录。此时需详细记录暂存及运输关键节点信息。其中包含但不限于暂存起止时间及环境、运输起止时间及环境、操作人员等信息。如表 7-9 所示。

表 7-9 动物样本暂存及运输记录表

原始 编号*	暂存 起始 日期*	暂存 起始 时间	暂存 环境*	运输 起始 日期*	运输 起始 时间	运输 环境*	运输 结束 日期*	运输 结束 时间	运输 人员*	接收 人员*	异常 情况
记录人											
记录日期											

注：*为必填项。

【相关操作规程】

动物血液样本采集操作规程

动物组织样本采集操作规程

动物口腔上皮样本采集操作规程

动物粪便样本采集操作规程

动物毛发样本采集操作规程

动物骨骼样本采集操作规程

【相关记录】

动物样本采集信息记录表

动物样本暂存及运输信息记录表

【标准条款】

> 7.2.3.2 相关和适当时，宜依据 ISO 文件（如 ISO 20166—1，ISO 20166—2 和 ISO 20166—3，ISO 20184—1 和 ISO 20184—2，ISO 20186—1，ISO 20186—2 和 ISO 20186—3，ISO/TS 20658）执行分析前工作流程。

【条款理解】

生物样本库若涉及需要对采集后的石蜡包埋组织、新鲜冰冻组织和外周静脉全血等进行 RNA、DNA 和蛋白提取，其样本的采集程序可以参照 ISO 20166、ISO 20184、ISO 20186 等文件（参见附录 1）来建立采集程序。

【标准条款】

> 7.2.3.3 合格和授权的员工和/或接收者/用户（视情况而定）应根据确定好的程序采集生物样本。生物样本保藏要求也适用于需要临床评估和/或诊断的生物样本，这些样本的制备、解剖（需要时）、大体病理学评价和采集应由有资格的员工（如经过专门训练的、有经验的、机构认证或有资质的员工）承担。研究需要采集生物样本和/或数据用于研究时，应确保其不会对患者的护理和诊断或供体的健康产生不利影响。

【条款理解】

生物样本库在建立采集程序后，应按照程序分工协作，若由样本库进行的采集，需要由合格和授权的员工按照程序进行样本和相关信息的采集和记录。若由研究用户完成的采集，同样也需要针对采集和记录进行规范化培训，以便采集程序的标准化、规范化。

如果人类组织样本、微生物样本等生物样本需要临床评估和/或诊断、鉴定时，生物样本库应安排有资格人员，如经过专门培训、有经验的、机构认证或有资质的人员，在做好适宜的安全防护后承担以下内容，如组织样本的制备、解剖、大体病理学评价和采集；微生物样本的采集、分离纯化、制备和鉴定等。样本采集标准操作流程需要预先制定，有助于样本采集人员在样本采集前，对样本采集是否影响捐献者的临床诊疗过程进行综合判断。如果采集会影响患者的健康和诊断，或影响供体的健康，则需要放弃或终止。若采集前无法确定样本采集是否会影响捐赠者的临床诊疗过程，可制定应急预案。当发现样本采集对捐赠者的临床诊疗过程有影响时，应归还采集的样本，尽可能不要影响捐赠者的临床诊疗过程。当执行微生物样本的采集、制备和鉴定的标准操作规范时，须根据该微生物的生物安全等级和相应的操作要求，确定适宜的人员和环境的生物安全防护等级，以做好安全防护。

制定样本采集的程序性文件时，应识别样本采集过程中对样本质量产生影响的关键影响因素，并建立相应的记录文件进行记录。这些记录文件可以是纸质或电子的形式，以文字、图像、音频和视频等方式进行记录，尤其是需要解剖、大体观察和组织病理学评价时，可以对采集部位、操作和方式进行记录，并需要对记录文件进行控制，以保证其正确性、有效性和可溯源性。

【标准条款】

> 7.2.3.4 人类生物样本的采集应按照相关伦理要求执行（如相关伦理审批、患者/供体的知情同意或放弃同意）。

【条款理解】

人类生物样本的采集应符合现行最新版的伦理规范（参见 4.1.6），如存在国际合作，需满足合作国/区域相关要求。

第三节　接收和分发生物样本及相关数据

【标准条款】

> 7.3　接收和分发生物样本及相关数据
>
> 7.3.1　访问原则
>
> 生物样本库应制定、成文，并在相关的情况下公布生物样本及相关数据的访问原则。生物样本库应确保其与相关利益方建立的书面要求符合这些原则。

【条款理解】

生物样本库在生物样本及相关数据接收和分发过程中应当遵循生物样本库建立、制定、成文的接收原则和访问原则。生物样本及其相关数据接收及分发过程应当遵守 GB/T 37864—2019，及在此基础上建立的质量管理体系，确保生物样本库中样本与数据的接收和分发过程符合相应法律法规、伦理的要求。

访问侧重指生物样本库的内部用户、外部用户、外部机构及生物样本库所在母体机构内的外部部门对于生物样本库相关样本、数据、信息及动态的访问，包括但不限于生物样本库的活动范围、对外提供的功能和服务，可以获得生物样本及相关数据信息等。

访问原则是由生物样本库制定、成文，要求用户和利益相关方等在获得生物样本库信息和生物样本及相关数据过程中需遵循的原则。

首先，生物样本库应对相关利益方进行分类，如按用户分类可分为内部用户和外部用户，按照机构可分为外部机构及生物样本库所在母体机构内的外部部门等。其次，生物样本库应对生物样本的相关数据信息进行分类，可分为生物样本基本信息、生物样本附属信息。

生物样本基本信息是指与样本本身及保藏相关的信息，包括样本类型、样本编号、存储方式、存储数量、资源分类等基本信息。这一部分信息可归纳为开放信息，在样本信息访问过程中可获得。生物样本附属信息是指与样本相关的个体信息，包括诊断资料、健康状况、治疗资料、图像资料、随访信息、家族信息、民族、出生日期、生殖方式、生活史等附属信息，此类信息需经过匿名化处理后，才能在信息访问过程中获得，同时确保患者隐私得到保护。

生物样本库针对不同的利益相关方建立生物样本的相关数据信息的分级分类访问原则，这些原则均应遵循相关法律和标准等，包括但不限于《中华人民共和国数据安全法》《中华人民共和国个人信息保护法》等。此外，生物样本库在对内外部提供访问过程中所使用的网络、信息管理系统等，在安全管理中也建议遵守以下基本原则。

a）最小化原则

受保护的敏感信息只能在一定范围内被共享，履行工作职责和职能的安全主体，在法律和相关安全策略允许的前提下，以满足工作需要。仅被授予其访问信息的适当权限，称为最小化原则。针对敏感信息的知情权一定要加以限制，是在"满足工作需要"前提下的一种限制性开放。可以将最小化原则细分为知所必须和用所必须的原则。

b）分权制衡原则

在信息系统中，对所有权限应该进行适当地划分，使每个授权主体只能拥有其中的一部分权限，使他们之间相互制约、相互监督，共同保证信息系统的安全。

c）安全隔离原则

隔离和控制是实现信息安全的基本方法，而隔离是进行控制的基础。信息安全的一个基本策略就是将信息的主体与客体分离，按照一定的安全策略，在可控和安全的前提下实施主体对客体的访问。

生物样本库要评估公开访问原则的情况和条件，向不同的利益相关方公布生物样本及相关数据的分级分层访问原则，并通过相关的协议和约定，确保与访问原则的一致性，以对患者的个人隐私进行保护，并有效保护信息系统与数据的安全性。此外，确保利益相关方可在访问原则规定的范围内获得生物样本及相关数据信息，可用于相关的研究及产出活动。

【标准条款】

> 7.3.2　接收
> 7.3.2.1　生物样本库应建立、成文并实施接收或获得生物样本及相关数据的程序（如内部转移或外部运输/转移）。
> 注：这些程序也可称为登记程序。

【条款理解】

接收的生物样本及相关数据包括来自内部转移的和来自外部运输/转移的，外部运输/转移是指生物样本及相关数据在不同法人单位间的转移过程，内部转移是指生物样本及其相关数据在同一法人单位内的转移，可能包括多院区的转移。内部和外部转移应当符合《中华人民共和国人类遗传资源管理条例》《危险品航空安全运输技术细则》等的相关规定，并符合法律法规及伦理道德规范。根据需要，确定样本运输是否需有专人负责，运送全程是否应有温度监控设备，从而保证样本的内在完整性，关注样本的生物安全和生物安保；交接过程是否需要有明确的责任人签字确认，确保样本及相关数据安全交接给生物样本库/接收者/用户等。

生物样本库应建立、成文并实施生物样本及相关数据接收或获得的程序，包括内部转移或外部运输/转移的生物样本及相关数据。这些程序可称为登记程序，即生物样本库在接收或获得生物样本时须有相应的登记程序，包括但不限于生物样本的入库申请、知情同意及伦理审批文件、附属信息、采集人员、运送人员、接收人员信息。根据需要，样本接收过程中收集的登记信息应由样本库派专人负责管理，并签署保密原则，确保样本捐赠者隐私得到保护。

生物样本的内部转移或外部运输/转移可视为样本接收中的一个环节，同样需要有严格的登记程序。样本的每一步交接过程均需运送、接收人员签字确认，从而实现生物样本库对样本转移或运输过程的全流程监控，直至样本交接至生物样本库/接收者/用户。

【标准条款】

> 7.3.2.2　生物样本库应明确生物样本及相关数据的接收原则，包括生物安全、生物安保和知识产权等。在获得和接收生物样本及相关数据时应根据接收原则核实其身份。

【条款理解】

生物样本库应明确生物样本及相关数据的接收原则，这些原则包括但不限于样本标识的符合性、所接收生物样本的生物属性与其预期用途的符合度、知情同意书有效性、生物样本的传染性、样本及数据的质量符合预期用途等，同时接收的样本需符合生物安全、生物安保、知识产权的要求。在获得和接收生物样本及其相关数据时根据接收原则核实其身份，生物样本库可以根据评估情况决定是否接收生物样本。人类生物样本接收原则可以参考 GB/T 39767《人类生物样本管理规范》4.2.1 条款内容，并可参考案例，见表 7-10 "样本接收评估要点"。

生物样本库在制定生物安全和生物安保方面的生物样本接收原则时，应该关注以下内容：

a）生物样本的传染性或生物安全分级（适用于微生物样本）；

b）包装条件满足样本转运单上的包装要求；

c）外包装要完整无破损，及时发现生物样本的丢失或泄漏；

d）内包装有破损导致生物样本的遗洒，立即对样本、样本包装及周围环境采取相应的生物安全应急处置措施；

e）逐一核对样本数量、类型、编号与样本转运单一致，确保生物样本没有遗失或拿错。明确知识产权：生物样本库在获得和接收生物样本及相关数据前，应该和提供者通过协议等书面形式明确生物样本及相关数据涉及的知识产权约定，以此规避知识产权法律风险，在保护知识产权和开放共享生物样本及相关数据之间达到适当的平衡。

【实施案例】

在样本库进行生物样本和/或相关数据的接收时，需要明确生物样本及相关数据的接收原则，包括但不限于在伦理、人遗的合法性，与入库协议的一致性和合规性，样本采集种类、数量、量、延迟送达的规范性，信息准确和完整，样本与信息的关联性、一致性等方面进行充分且必要的评估与记录，具体可参考表 7-10～表 7-12。

表 7-10　样本接收评估要点

要素		血液/体液样本	组织样本
管理要素	生物安全合格	符合生物安全和生物安保（高感染性、高致病性）	
	伦理合格	有伦理审核批件/完整签署的知情同意书	
	样本入库协议合规	入库协议在有效期内	
		与项目要求种类、数量符合	
质量要素	延迟处理时间合规	＜4h（室温），＜24h（4℃）	新鲜组织采集＜2h,石蜡包埋组织固定＜5d
	样本量适量	全血＞200μl，血浆/血细胞＞400μl，PBMC 提取＞2ml	新鲜组织采集肿瘤、癌旁、正常≤3 管（个别项目按照协议），每管 3 块组织，每块样本 0.5cm×0.5cm×0.5cm，石蜡包埋组织＞0.1cm×0.1cm
	质量合格	无溶血、乳糜等，且无发生容器破碎和溢洒	无容器破碎和溢洒
	信息完整	样本源信息完整、临床诊断、姓名、初步临床诊断等可溯源	
	样本采集耗材合规	样本采集/处理/存储的相关耗材合规（如无过期现象）	

表 7-11 样本接收登记表

采集单位		
科室		
项目负责人		
患者姓名		
病案号		
年龄		
临床诊断		
送样人及电话		
感染性	□	
备注	疾病	
体液采集	血清	_____管；_____ml/管
	EDTA	_____管；_____ml/管
	尿	_____管；_____ml/管
	粪便	_____管；_____ml/管
	脑脊液	_____管；_____ml/管
	其他（腹水等）	_____管；_____ml/管
	采集地点	□手术室　□病房　□门诊
	采集时间段	□手术/□治疗　□前　□中　□后
	采集日期/时间（YYYY-MM-DD）/（hh:mm）	_____._____._____/_____
	采集人员	
暂存	暂存时间	_____._____._____/_____
	暂存温度	□常温　□2～8℃　□<-80℃　□未知
	暂存地点	
	其他	
运输	样本运输方式	□常温　□2～8℃　□<-80℃　□未知
	送样人及联系方式	
接收	接收人员	
	接收评估	□全部接收　□部分接收　□不接收
	备注	
	接收日期/时间（YYYY-MM-DD）/（hh:mm）	_____._____._____/_____
组织采集	新鲜 N	DNA_____管；_____cm×_____cm×_____cm RNA_____管；_____cm×_____cm×_____cm 蛋白_____管；_____cm×_____cm×_____cm
	新鲜 T	DNA_____管；_____cm×_____cm×_____cm RNA_____管；_____cm×_____cm×_____cm 蛋白_____管；_____cm×_____cm×_____cm

续表

组织采集	新鲜 P	DNA_____管；_____cm×_____cm×_____cm RNA_____管；_____cm×_____cm×_____cm 蛋白_____管；_____cm×_____cm×_____cm
	福尔马林组织 N	_____管；_____cm×_____cm×_____cm
	福尔马林组织 T	_____管；_____cm×_____cm×_____cm
	福尔马林组织 P	_____管；_____cm×_____cm×_____cm
	采集地点	□手术室　　□病房　　□门诊
	采集时间段	□手术/□治疗　□前　□中　□后
	采集日期/时间 （YYYY-MM-DD）/（hh:mm）	_____._____._____ / _____
	采集人员	
暂存	暂存时间	_____._____._____ / _____
	暂存温度	□常温　□2～8℃　□<-80℃　□未知
	暂存地点	
	其他	
运输	样本运输方式	□常温　□2～8℃　□<-80℃　□未知
	送样人及联系方式	
接收	接收人员	
	接收评估	□全部接收　□部分接收　□不接收
	备注	
	接收日期/时间 （YYYY-MM-DD）/（hh:mm）	_____._____._____ / _____

表 7-12　样本与数据接收内部评审表

评审项目	评审要素	评审内容	评审结果	备注
访问	访问原则	1. 样本库成文的访问原则	是□　否□	
		2. 遵循信息安全原则，工作人员签署保密协议	是□　否□	
		3. 工作人员信息访问权限区分明确	是□　否□	
接收及暂存	接收原则	1. 生物样本库成文的接收原则	是□　否□	
		2. 样本接收记录登记齐全，有送样审批单、接收审批单	是□　否□	
	转移与运输	1. 样本运输方式有明确记录（运输介质、温度、时间）	是□　否□	
		2. 对样本接收人员进行信息核实（样本交接记录单）	是□　否□	
	生物安全及安保	1. 消防应急预案	是□　否□	
		2. 用电安全巡查记录	是□　否□	
		3. 安全通道标识明晰、畅通	是□　否□	
		4. 个人防护物品齐全，并合理摆放易于取用	是□　否□	
		5. 样本接收、制备和暂存等区域划分明确，有安全员及安全手册	是□　否□	

续表

评审项目	评审要素	评审内容	评审结果	备注
接收及暂存	样本及数据接收	1. 样本采集状态信息准确、完善	是□　否□	
		2. 样本及数据的接收经伦理审批、知情同意签署	是□　否□	
		3. 样本基本信息与附属信息齐全	是□　否□	
		4. 样本正式入库前的暂存有电子或纸版记录	是□　否□	
		5. 暂存空间符合规范	是□　否□	
		6. 未接收的样本退回记录、销毁记录等	是□　否□	
		7. 暂存样本经审核合规后成为正式样本，有入库/转运记录	是□　否□	

【标准条款】

> 7.3.2.3　适当和适用时（如细胞株和微生物），生物样本库应依据现有相关的国际标准或指南鉴别生物样本。

【条款理解】

样本鉴定是指通过特定技术手段/文件在一定水平确定生物样本属性，确认样本真实性的过程。比如细胞株和微生物类的生物样本，样本库在接收和分发前应依据现有相关的国际标准、专业分类文献或指南对生物样本进行鉴定。若接收样本已被鉴定，样本提供者应向样本库提供样本鉴定证书或报告。例如，微生物鉴定标准可以参考《中华人民共和国药典（2020 年版）》《伯杰氏系统细菌学手册》《安·贝氏菌物词典》《酵母菌分类学》等，微生物鉴定单位优先选择已获得 CMA 实验室资质认定或 ISO 17025 实验室检测能力认可的专业机构。物种信息是动物样本关键信息，通常可根据《中国动物志》做形态鉴定，或通过 COI、cytb、16S 等 DNA 条形码测序进行分子鉴定。由于非人物种信息存在动态变化的可能，样本鉴定应允许不同方法鉴定结果不一致、纲目科属种等分类信息变更、物种更名等情况，样本库应如实记录鉴定方法、鉴定时间、鉴定人等关键信息，以便溯源。

【标准条款】

> 7.3.2.4　生物样本库在接收或获得生物样本及相关数据时，无论是单个的、部分的还是完整的生物样本及相关数据，都应隔离（见 7.7.5）保存，直至通过评估和管理使其符合相关法律、伦理、文件和质量要求后，方可最终储存。

【条款理解】

生物样本库在接收或获得生物样本及相关数据时，应明确规定接收到的无论是单个的、部分的还是完整的生物样本及其相关数据，都应隔离保存，将其视为"暂存"状态，实体样本存放在暂存区，数据为非提交状态，直至通过相关法律法规、伦理规范、文件规定和质量要求后生物样本及其相关数据才能最终入库。

不符合接收要求或未通过相关评审的样本及其相关数据视为不合格样本，不合格样本应按要求暂存，接收人员及时与样本提供者沟通，补充或纠正材料和信息，最后做出接收、拒收或退回处理的决定，且书面告知样本提供者拒收样本及其相关数据的原因，并将样本及其相关数据退回样本提供者，并做好相应记录。不合格人类生物样本处理可以参考 GB/T 39767—2021《人类生物样本管理规范》4.2.2 条款内容。

暂存时存储地点和过程应满足污染风险最低的要求，并确保在这个过程中样本维持生物样本的内在完整性，可随时转移入库长期储存。隔离保存应有相应记录，包括但不限于隔离保存的时间、地点、保存方式、相关评估进程等。

【标准条款】

> 7.3.2.5　生物样本库宜获取相关信息记录，特别是用于评估所接收或获得的生物样本属性与满足预期要求所需要的信息。

【条款理解】

生物样本库在接收生物样本时，需获取样本相关的成文信息，尤其是用于评估样本质量与属性的相关信息，在这里我们称这些信息为样本接收前信息。接收前信息可包括但不仅限于组织样本数量、类型及采样方式、热缺血时间、冷缺血时间、离体时间、保存容器类型、样本是否有保护液及保护液成分、保存时间与条件、运送温度与时间、微生物样本的分离基物及采集地信息、微生物样本的特征特性及用途、微生物样本的培养条件、生物安全等；体液样本数量、类型、原始容器类型、采集时间、离心前时间和离心方式（当离心在样本接收前时适用）、保存时间与条件、运送温度与时间等。具体参照本标准附录 B（资料性附录）附录 A 的实施指南。

【标准条款】

> 7.3.2.6　生物样本库不负责采集或取样时，应予以文件说明。

【条款理解】

当生物样本库不负责接收样本的采集和取样时，应在其能力范围内加以说明，并和提供者通过协议等书面形式予以明确，并按照生物样本接收程序直接进入样本接收流程（见 7.3.2.1～7.3.2.5）。

【标准条款】

> 7.3.3　分发
>
> 7.3.3.1　生物样本及相关数据的分发和交换应依据生物样本库访问原则（见 7.3.1）、报告要求（见 7.12）和其他相关要求[如材料转移协议（MTA），数据转移协议（DTA）]进行。

【条款理解】

生物样本及相关数据分发和交换首先应依据生物样本库访问原则（见 7.3.1）。生物样本分发和交换时，生物样本库需出具符合在本标准 7.12.2 要求的报告，报告应包含与接收者/用户签署的书面协议或其他具有法律约束力的文件（7.3.3.2）所要求的信息。还需遵守有其他相关要求的如材料转移协议（material transfer agreement，MTA）、数据转移协议（data transfer architecture，DTA）等。

MTA 可用于生物样本及相关数据及衍生物的分发和转移，例如各种类型组织、体液、细胞、病原微生物、动物模型、大分子衍生物（如核酸、蛋白质），也包括数据库、新型载体以及其他各种遗传资源。通过相关协议的签署，允许签订协议的用户使用生物样本库相关样本及数字资源等来开展研究活动，既能保护样本库及利益相关方权益，又能促进各研发机构之间共享样本和数据。MTA 的内容可以包括但不限于样本及相关数据使用说明、双方的权利和义务、保密要求、知识产权条款、责任与赔偿条款、公开要求、适用法律、终止条款、各方签名以及附录和附表等等。其中，重点在于对使用要求的约定，双方的权利和义务的约定，知识产权分享的约定等。

DTA 是一种描述在不同系统之间传输数据时可能使用的不同架构的方法和需要遵循的约定协议。与 MTA 具有类似的功能，DTA 更为侧重数据跨机构、跨系统、跨境等传输的约定和要求，包含数据在分发和传输、使用等过程中需要确保数据的安全性（加密标准、密钥管理）、数据完整性验证要求，明确隐私保护的要求和措施，确认双方对用户数据的收集、使用、存储、共享和保护的原则和措施，并针对双方可能产出的知识产权进行分配的机制，包括不限于文章发表、专利转化、著作版权转让等。

以下是 UK Biobank 数据及样本资源的申请、审查程序和 MTA 签署程序,见图 7-3。
数据转移协议(DTA)—要求:

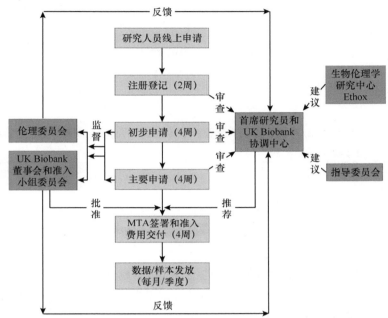

图 7-3 UK Biobank 数据及样本资源的申请、审查程序和 MTA 签署程序

【标准条款】

> 7.3.3.2 当向生物样本库以外的接收者/用户提供生物样本及相关数据时,应确保使用书面协议或具有法律约束力的文件(如合同、书面和签署的承诺、有约束力的网络接收条款和条件)阐明提供和使用生物样本及相关数据的条件。对这些文件的所有更改都应记录。

【条款理解】

在向生物样本库以外的接收者/用户提供生物样本及相关数据之前,首先,应确定接收者/用户单位资质符合《中华人民共和国人类遗传资源管理条例》的相关规定或相关部门行政审批的要求,针对高致病性病原微生物还需要获得卫健委或农业农村部相关主管部门的审批。其次,应与接收者/用户签订具有法律约束力的样本和/或数据转移协议、网络接收条款和条件,以及合同等,就生物样本及相关数据的使用范围、权限、隐私保护和收益分配等与有关各方共同做出安排。人类样本和/或数据转移协议内容可以参考 GB/T 39767—2021《人类生物样本管理规范》6.1.4 条款内容。

样本及其相关数据使用申请单中应明确申请样本及相关数据用于的研究课题

名称，样本及相关数据类型、数量。必要时，接收者/用户应同时签署《生物样本及其相关数据使用承诺书》，承诺所申请的样本及相关数据只用于申请单中注明的课题项目，不得将所申请的样本及相关数据应用于其他课题研究，不得向接收者/用户以外的单位或个人提供该样本及相关数据。

以上文件规定的分发条件内容的所有更改都应被记录。

【标准条款】

> 7.3.3.3   生物样本库应建立、成文并实施生物样本和/或相关数据的制备和分发程序，使其满足本准则。

【条款理解】

生物样本库应建立、成文的生物样本和/或相关数据的制备（准备）和分发程序，包括：

a）生物样本报告，如生物样本质控报告（报告格式要求见 7.12）；

b）生物样本使用申请流程，如生物样本使用申请表、在线使用申请流程；

c）生物样本审批出库流程；

d）接收者/用户签署的书面协议；

e）材料转移协议（MTA）、数据转移协议（DTA），其中 MTA 是供需双方（一般为研究机构和企业）对产品转移使用做的一个约定。DTA 是供需双方对相关数据转移使用做的一个约定。通过 MTA 或者 DTA 来约束和规范样本及其相关数据在转移过程中的各种责、权、利，以及未尽事宜。

人类生物样本分发申请和分发审批要求可以参考 GB/T 39767—2021《人类生物样本管理规范》6.2.1 和 6.2.2 条款内容。

【标准条款】

> 7.3.3.4   向接收者/用户分发生物样本和/或相关数据时，除生物样本库有正当理由拒绝外（如遵守数据保护规定），7.12 中的预定义信息也应提供。

【条款理解】

向接收者/用户分发生物样本和/或相关数据时，应同时提供本标准中 7.12 中的信息。除生物样本库有正当理由拒绝外（如遵守数据保护规定即样本报告若威胁到隐私或数据安全时采取的数据保护规定），所提供的报告中应包含本标准要求涵盖的信息内容（见 7.12.2.1）。若因遵守数据保护规定不能提供相应的报告时，生物样本库应予以书面说明。

【实施案例】

在样本库进行生物样本和/或相关数据的分发时，内审人员、质量监督人员、内审组长和授权签字人、外部审查人员等，可以通过沟通、询问、查看、倾听、审阅、现场见证或考核等方式，定期针对出库分发和接收流程、记录和人员能力等进行评估、核查，以促进样本和数据等分发过程的规范性和全流程闭环性，具体评估可参考表 7-13～表 7-15。

表 7-13　样本与数据分发内部评审表

评审项目	评审要素	评审内容	评审结果	备注
分发	分发流程	1. 分发流程遵循访问原则	是□　否□	
		2. 接收方资质核实记录	是□　否□	
		3. 与接收者/用户有书面协议或具有法律效力的文件	是□　否□	
	登记信息	1. 使用有法律约束力的文件、合同	是□　否□	
		2. 样本申请所需登记信息（如申请单、接收单等文件，需注明样本数量）	是□　否□	
		3. 登记流程所用文件变化登记记录	是□　否□	
		4. 接收方签署的样本及其相关数据使用承诺书	是□　否□	
	制备与分发程序	1. 样本制备流程有 SOP 指导并有相应记录	是□　否□	
		2. 样本分发记录是否齐全，是否有含有法律效力的文件	是□　否□	
		3. 向接收者/用户出具样本质量报告	是□　否□	

表 7-14　样本与数据接收、分发内部现场核查表

评审项目	抽查内容	抽查结果
抽查记录	1. 工作人员信息访问权限区分，是否签署信息保密协议	
	2. 样本接收程序是否有人员身份核实记录	
	3. 所保存样本是否通过伦理审批并符合相应法律法规要求，有无知情同意书	
	4. 样本信息基本信息与附属信息齐全	
	5. 样本分发记录是否齐全，是否有含有法律效力的文件	
	6. 样本接收单位资质登记记录，是否签署生物样本及其相关数据使用承诺书	
	7. 实地检查工作区，区域划分明确，危险物品存放符合规定，个人防护物品是否齐全	
	8. 实地检查工作区是否有安全应急设备，应急通道指示是否明显并畅通	
	9. 细胞株、微生物等样本是否有鉴定证书或报告	
总体评价		

表 7-15　人类生物样本及其相关数据使用申请及审批单

记录编号：

项目名称		项目编号	
申请人		申请日期	
申请人所在机构			
伦理审核及批件			
应用方向			
研究对象例数		疾病类型	
出库类型	□ 样本　　□ 临床数据　　□ 样本及其临床数据		
样本类型及数量			
数据变量			
申请人承诺	本人遵守《中华人民共和国人类遗传资源管理条例》，所申请的样本及相关数据只用于申请单中注明的课题项目，不得将所申请的样本及相关数据应用于其他课题研究，不得向接收者/用户以外的单位或个人提供该样本及其相关数据，所申请样本的剩余样本如实返还样本库。		
申请人签字		日期	
委托人签字		日期	
主任签字		日期	

第四节　生物样本及其相关数据的运输

【标准条款】

7.4　生物样本及其相关数据的运输

7.4.1　生物样本库应建立、成文并实施生物样本及相关数据运输和接收程序，包括本准则附录 A 中维持生物样本完整性的适当条件，参见附录 B 的示例。

【条款理解】

　　为更好的保障样本和数据能够安全、保质的用于科学研究，本标准要求样本库制定文件化程序用于对样本和数据运输和接收的管理，包括样本运输前的安全处理、包装、运输、人员、安保、约束性文件、数据传输手段等，使样本和数据离开样本库前充分准备和处理，选择合理安全有保障的运输方式，最终安全且质量合格地到达使用者处，这一过程应保持相关记录，以证明活动满足要求。

　　生物样本库应制定生物样本及相关数据的运输和接收程序，明确规定不同类型样本及相关数据运输、接收过程的要求，需要时，从发出前状态检查、途中维持、接收核查确认等几个方面实施有效控制，确保生物样本的完整性，控制要素包括以下方面：

    a）样本发出时状态特征；

    b）运输方式/装运规格；

    c）运输过程中的温度；

    d）接收温度或接收温度范围；

    e）外部运输起止时间和日期[日期表示为 YYYY-MM-DD，时间表示为 hh:mm:ss（如 04:26:55）或 hh:mm（如 04:26）]；

    f）样本接收时状态特征；

    g）其他特定要求。数据信息的运输至少应约定传输方式及加密措施。

【标准条款】

7.4.2 生物样本库应保留生物样本从发送点到接收点关键监管链的记录。如运输会改变生物样本的质量（或认为有必要），就应对这些因素（如时间线/持续时间、温度、湿度和生物样本适宜的光照等）跟踪和监控确保生物样本的完整性。监管链的记录应根据 7.11 条详细说明任何偏离指定参数的情况。

【条款理解】

生物样本库应明确规定从发送点到接收点的关键监管链的记录内容（见7.4.1)，确保生物样本从发送点到接收点的关键监管链（发送时-途中-接收时）的全部记录可追溯，无论何时只要运输会改变生物样本的质量，都建议通过基于上述记录的跟踪和监控来确保或证明生物样本的完整性。针对监管链记录，生物样本库应明确规定详细的参数偏离说明，以便在发生偏离时，控制不符合输出，防止不合格样本被误用或提供，并应制定相应的纠正措施。如果使用自动化运输全过程监管系统，生物样本库应保证全程温度数据、操作节点时间、操作人员等监管数据不可删除和更改，且可导出或上传，并保留完整的监管链记录。

【标准条款】

7.4.3 生物样本库应有与生物样本相关的安全处理、包装、运输和接收程序。

【条款理解】

生物样本库在生物样本安全处理、包装、运输和接收程序，明确规定生物样本及相关数据的安全处理、包装、运输和接收的具体方法，所用试剂耗材等物品的性能、用量，检测方法及标准是否合格以及最终达到的要求，以避免由于生物样本丢失、外泄、泄漏、遗洒带来生物安全风险，保障生物样本及相关数据的完整性。

样本包装和运输应符合相关安全规定和相关标准的要求。

1. 国内运输

潜在感染性生物样本的运输包装符合国际民航组织文件 Doc9284《危险物品安全航空运输技术细则》的要求。潜在感染性生物样本运输应按照《可感染人类的高致病性病原微生物菌（毒）种或样本运输管理规定》（原卫生部令第 45号）办理"准运证书"。运输高致病性病原微生物菌（毒）种或者样本应符合《病原微生物实验室生物安全管理条例》[中华人民共和国国务院令（第 424 号）]的要求。

国内运输过程中需要考虑到以下几个方面的事宜：

a）确定冷链运输公司，并签订相关运输协议；

b）确定接收方是否符合《中华人民共和国人类遗传资源管理条例》，如是外资背景国内实验室，按需提供样本出库审批、我国人类遗传资源国际合作科学研究审批等文件；

c）运输过程温度、过程及各环节的监控，如对中转、暂存等过程的人员、场地等进行监控；

d）样本运输完成后，样本及信息各项复核，进行交接单签字，样本及信息的接收，过程记录文件和协议的归档管理。

2. 国际运输

涉及人类遗传资源样本的国际运输首先需要按照《中华人民共和国人类遗传资源管理条例》的要求进行出境审批，并遵守《中华人民共和国国境卫生检疫法》及其实施细则，按照《出入境特殊物品卫生检疫管理规定》（原质检总局第 160号令）及海关总署关于出入境特殊物品卫生检疫审批有关事宜的有关公告办理相关手续。生物样本还应按照《危险物品安全航空运输技术细则》（Doc 9284 号文件）规范包装和运输，并满足《国际卫生条例》（2005）和相关国家的要求，其中涉及人类遗传资源样本出境所需要准备的相关材料见表 7-16（仅供参考，需以现行要求为准）。

a）涉及人类遗传资源样本需根据《中华人民共和国人类遗传资源管理条例》的要求，按以下条件进行出境审批：

1）对我国公众健康、国家安全和社会公共利益没有危害；

2）具有法人资格；

3）有明确的境外合作方和合理的出境用途；

4）人类遗传资源材料采集合法或者来自合法的保藏机构；

5）通过伦理审查。

b）然后按需准备法人证书、伦理批件、伦理审查意见等材料（表7-16），并在人类遗传资源服务系统在线填写"样本出境申请书"，分别通过形式审查和专家审查后，获批"样本出境审批决定书"。

表7-16　涉及人类遗传资源样本出境所需要准备的相关资源表（仅供参考，需以现行要求为准）

提交材料名称	原件/复印件	份数	纸质/电子	要求
申请书	原件	1	纸质和电子	网上申报填写后，纸质盖章提交
法人资格材料	复印件	1	纸质和电子	法人资格材料包括企业法人营业执照或事业单位法人证书或民办非企业单位登记证书等
知情同意书	复印件	1	纸质和电子	无
伦理审查批件	复印件	1	纸质和电子	无
中国人类遗传资源国家合作科学研究审批决定书	复印件	1	纸质和电子	如涉及需提供
中国人类遗传资源材料出境审批决定书	复印件	1	纸质和电子	如涉及需提供

c）进行出入境检验检疫的审批，并进行相关材料的准备，包括但不限于以下材料：

1）情况说明-出入境检验检疫（常温）

2）情况说明-出入境检验检疫（液氮冷冻）

3）排除病原微生物情况说明

4）单位审核意见

5）文件模板

6）出入境概况

7）样本清单

d）与委托运输公司、签订运输协议，并由运输公司提供危险品操作资质、感染性包装的要求、营业执照、道路运输许可证运输计划等。

e）按照《出入境特殊物品卫生检疫管理规定》填写出入境检验检疫网上申请单，针对出境的人类疾病的生物制品、人体血液制品等需进行特殊物品录入，审批单经过海关审核通过后，核发"许可通知书""审批单""核销单"，打印后盖单位公章，并在特殊物品管理系统中填写并提交"核销单"。

f）准备运输出境目的地相关文件，如以美国为例，包括 CDC permit、China proforma invoice template、EUL、Template IVPLUSDA Statement 等。

g）撰写海关查验所需文件，包括每个样本品种一份需要提供自检报告、商检情况说明、海关情况说明、非危险品证明、安全运输保证函等，以及非用于人类食品或动物饲料用途说明、委托报关协议、发票、货物运输标识等文件，并进行单位的审批盖章。

h）经过海关和本单位审批后，预约进出口商品检验进行现场核查。

i）待运输公司安排飞机等信息后，样本库准备样本，与运输公司完成出库交接，启动记录器，通过液氮转运罐将样本运至当地口岸，进行运输前的鉴定后，按机场、港口要求进行通关和运输。

j）如实申报运输样本以及制冷剂的内容和潜在的危险性。

动物生物样本入境前需由国内法人单位向海关关区及海关总署报批，获得动物检疫入境许可后方可运输接收样本。接收样本后应按海关要求在指定地点存放、使用样本，并做好生物安全防护。《濒危野生动植物种国际贸易公约》附录内动物生物样本入境需按相关要求办理出境国许可和入境国许可，以下流程不适用公约内动物生物样本入境。

1）接收境外动物样本国内法人单位在中华人民共和国海关总署互联网+海关系统（http://online.customs.gov.cn/）内注册，具体见表 7-17，仅供参考，需以现行要求为准。

2）登录系统进入动植物检疫-进出境（过境）动植物及其他检疫物模块填报，填写相关信息（如表 7-17 所示）；

3）海关关区受理审核；

4）海关总署受理审核；

5）发放入境许可；

6）按入境口岸要求报关、通关；

7）接收单位登记储存至指定地点；

8）海关关区核销。

表 7-17　动物样本入境所需填写信息及附件材料

信息类型	信息或附件材料
基本信息	申请海关（受理关区）、联系人、联系电话
进境检疫物信息	检验检疫名称、HS 编码名称、是否转基因、用途、生物材料范围、风险级别、产地国家、产地地区、品名、数（重）量、计量单位、贸易方式
运输信息	输出地（国家或地区）、输出地（具体地区）、是否过境、进境口岸、进境日期、指运地（结关地）、目的地、是否联合运输、运输方式、装载方式、运输路线
境内生产加工存放单位信息	境内生产加工单位、境内出口商（代理商）
境外生产加工存放单位信息	境外生产加工单位、境外出口商（代理商）、其他境外生产加工单位、其他境外出口商（代理商）
隔离检疫场信息	隔离场名称、批准检验检疫机构、其他隔离场名称

续表

信息类型	信息或附件材料
随附单证信息	<u>《说明其数量、用途、引进方式、进境后的隔离防疫措施的书面申请》</u> <u>《科学研究立项报告及相关主管部门的批准立项证明文件》</u> 出境国家地区检疫证明或说明 一级和二级风险生物材料需提供《说明数量、用途、引进方式、进境后防疫措施的书面申请》和《科学研究的立项报告及相关主管部门的批准立项证明文件》

资料来源：中华人民共和国海关总署（http://online.customs.gov.cn/），仅供参考，需以现行要求为准。

注：表中下画线为必填项。

【标准条款】

7.4.4　在生物样本库或其母体组织内，生物样本宜有人管理，或根据相关程序规定放置在指定监管区。

【条款理解】

生物样本库应关注在样本库或母体组织内待运输生物样本的安保、安防工作，安排人员在指定区域管理待包装和运输的生物样本，该区域应确保可监管、生物隔离、符合保存条件，以避免由于生物样本遗失或遗洒带来的潜在生物安全和生物安保风险。

【标准条款】

7.4.5　运输生物样本的准备工作应交由能胜任此项工作的员工完成。

【条款理解】

生物样本库应安排接受过培训的合格人员进行样本的生物安全处理、包装和运输前记录及运输介质和监测器材的准备工作。并且应托有资质的物流公司和工作人员或培训合格的工作人员承运。

【标准条款】

7.4.6　在生物样本运输前，应满足本准则7.3.3.2条的要求，并就生物样本的分发和接收与有关各方共同做出安排。

【条款理解】

当向生物样本库以外的接收者/用户运输生物样本和数据之前，须满足样本及其相关数据分发协议的要求（见 7.3.3.2），确保双方就生物样本及相关数据的使用范围、权限、隐私保护和收益分配等签署法律约束性文件，并就生物样本及相关数据的分发和接收与有关各方共同做出安排。

样本运输开始前样本的发送方和接收方宜进行沟通，保证接收方知晓样本可能到达的时间并做好接收准备。样本的发送方和接收方都应对样本的运输进行追踪，以便出现问题时能及时解决。

【标准条款】

> 7.4.7　生物样本库应建立、成文并实施传输和接收数据的程序。数据传输应确保其完整性并防止侵犯数据隐私。数据传输前，应就数据的分发和接收与有关各方共同做出安排。

【条款理解】

生物样本库应制定数据传输和接收的程序，明确规定传输和接收数据的管理要求，确保数据传输完整性及防止他人侵犯数据隐私。在数据传输前，满足样本相关数据分发协议的要求，并就数据的分发和接收与有关各方共同做出安排，考虑数据传输的格式、途径，数据传输过程中的安全、中断、续传，数据接收和存储的介质、容量、备份等问题。

人类生物样本及相关数据的包装和运输可以参考 GB/T 39767—2021《人类生物样本管理规范》7 包装和 8 运输条款内容。

【实施案例】

在样本库实践过程中，针对样本的运输交接和转运等过程中需要关注的要点，如运输类型和方式、冷链监控措施、运输交接记录等可以参考表 7-18 和表 7-19。

表 7-18　样本运输交接记录表

记录编号：

运输类型	□样本		□数据
传输方式	□样本库负责 □使用者自行负责 □委托第三方（注明）：		□物理转运（介质）： □网络传输（方式）：

续表

保护措施	包装方式： 运输介质： 监测器材：		加密措施：	
各方确认	包装人： 发出人： 出发点温度： 发出时间及地点：		处理人： 发出人： 发出时间及地点：	
	承运人（如有）： 转运中温度（如有）：		承运人（如有）：	
	接收点温度： □无遗洒 □无破碎 □数量正确 □其他问题： （以上情况应留下记录并进行说明）		包装完好 □数据完整	
	接收人： 接收时间及地点：		接收人： 接收时间及地点：	
其他记录				

表 7-19　样本转运接收记录表

记录编号：

申请日期		要求送达日期	
申请人		申请部门	
包装人		包装确认人	
起运地点		目的地	
样本类型及数量	（见附件）		
样本包装要求			
冷链要求			
冻存盒标识	冻存盒规格	样本数量管/盒	运输前样本状态
申请人签字		日期	
出库人签字		日期	
批准人签字		日期	
转运人签字		日期	
转运开始时间		转运结束时间	

续表

样本情况	□数量齐全　□数量不齐	
	□未冻融　　□已冻融	
	□有温控　　□无温控	
	□其他问题	
是否接收样本	□是　　□否	
接收人签字		接收时间

注：附温控记录。

第五节　生物样本及其相关数据的可追溯性

【标准条款】

> 7.5　生物样本及其相关数据的可追溯性
>
> 7.5.1　生物样本库应确保每个生物样本及其相关数据从采集（如相关）、获得或接收到分发、弃用或销毁的全过程具有可追溯性。并按下列方式来确保可追溯性：

【条款理解】

生物样本库的行为活动包括采集、获得或接收、处理、储存、分发（提供）、弃用/销毁生物样本和/或数据过程。在相应工作流程的不同环节、每个环节所发生的行为活动都与相关数据有着不可分割的关系。生物样本以及相关数据可独立或共同经历各种流转环节，但在流转环节，样本与数据、样本与不同环节之间都应能随时被追溯至其源头。可追溯性是指运用标识技术追踪每个生物样本及其相关数据的整个流转轨迹，及时确定生物样本以及相关数据在其流转过程中的位置和/或状态并能溯源至其源头。生物样本库的管理过程应通过以下几种方式，保障和实现生物样本及相关数据的可追溯性。

【标准条款】

> a）生物样本应有适当的标识，以确保在生物样本库监管下的整个生命周期中均可识别其身份。当生物样本使用唯一标识符时，应特别关注标识的持久性，例如使用外加或预制的方法，包括打印标签、条形码、二维码、射频识别技术（RFID）、微电子机械系统（MEMS）。生物样本库应有成文的标识程序，并符合环境要求及相关的储存条件。

【条款理解】

标识是指能够识别单个生物样本实体的符号标记。标识记号通常会表现为一组遵循预定规则的数字和/或文字，也称为编码。一般会贴附或预置在生物样本实体容器上面。通过这个标记和/或与其他信息组合，作为唯一识别且绑定到单个生物样本，并通过此标识监管这个生物样本的整个生命周期。

目前，虽然有多种方式可以用于记录生物样本标识，如打印标签、条形码、二维码、射频识别技术（RFID）、微电子机械系统（MEMS）等，但其中条形码技术是当前较为普遍，也是最常采用的标识方式。基于科学管理生物样本和样本库的高效运作要求，建议将条形码技术制作的二维码标签作为生物样本标识，一方面能够使标识含有较多信息，另一方面易于实现标识的唯一性编码。由于手写的标识会导致难以实现生物样本的可追溯性，因此不建议使用手写标签方式来标识生物样本。

生物样本离开供体后可能会经历不同的流转阶段，在不同阶段中，尤其是当样本类型、保存容器发生改变时，应分别给予标识并明确和记录这些标识间的对应关系。当生物样本库仅通过样本标识识别样本时，应特别注意标识在不同储存环境中的持久性，避免由于标识遗失或者不可读问题而导致生物样本难以溯源。因此，每份样本在整个生物样本库中应使用唯一标识，保障如同个人身份证一样的特异性和唯一性。

确定和使用样本标识包括按照各自生物样本库的识别原则，设计标识方式并记录标识字典以备查询。因此，生物样本库信息化管理系统（以下简称信息系统）中应建立文件化程序规定标识体系、编码规则、识别方法、标签材料及环境使用方式，以保证正确使用和管理样本以及相关的标识。标识应用需要考虑使用便利、识别性强、标签材料成本和环境适应性等基本特征。标识需要打印为标签并贴于样本的容器上，因此要求能够很容易被扫描读取，进而获取相关信息。

【标准条款】

> b）每个生物样本及相关数据都应关联到信息记录，该记录应包含其使用许可或限制的详细内容。

【条款理解】

记录生物样本属性以及流转环节的特征信息是建立和保障生物样本溯源性的关键。生物样本的相关数据包括但不限于知情同意范围、相关数据范围、样本保藏质量、访问权限、样本持有机构相关信息等，涉及的信息内容可能比较广。这里所指的信息记录，是说明相关信息都应被客观记录并保存，保障其真实性以及可追溯性。查询访问或获取使用这些信息应依据既定的管理制度，既需要先获得许可，也应制定相应的限制性，并明确说明访问和使用信息的许可和限制原则及范围等。

记录信息的方式有多种，包括人工直接打字输入信息系统，通过电子化文本、图片、影像等导入系统或通过设定的数据接口方式直接从其他系统中获取需要的信息。虽然 Excel 表格也可以作为记录信息的媒介，但生物样本库管理中应以专业化信息管理系统作为记录生物样本及相关数据的主要载体，以保障信息可管理和安全性，包括基于权限控制策略给予许可或限制，确保能控制信息内容以及不同层面的安全性。总之，记录应确保信息的完整性，并具备追溯性，包括来自流转的每一个环节，及其环节中的行为活动。记录的信息不仅能作为索引内容保障完整的溯源能力，检索功能效率也直接反映系统的溯源能力。

更重要的是，记录的信息还关系到生物样本和/或数据的管理，主要通过信息记录功能，基于应用原则、范围或约束/限制等制度，比如系统使用者所被赋予的职责及其所拥有的访问和使用权限，决定了其查阅信息内容和范围；以及使用者是否有权限记录信息和/或修改存储记录，是否只能访问规定的内容或应用系统中某些功能而不是所有等权限或限制。

虽然生物样本相关数据较多并且种类广泛，但不可能也不应该将所有相关数据都储存在管理样本库的信息系统中，所以多个数据库之间需建立可溯源关系并维护样本与相关数据之间的持久关联性，以保障生物样本及相关数据在样本流转过程中，始终能够即时获取相关信息，这也是样本库管理中正确记录相关信息保障溯源的关键。

另外，来自同一个体的生物样本可能会以多种不同样本类型形式保藏；相关信息记录应注明样本类型与保存方式。以动物个体为例，一只熊猫可以有皮张、骨骼、组织、血液、粪便等多种不同类型的生物样本，从这些生物样本应能溯源到熊猫的具体器官以及熊猫本身。所以，溯源性包括既可溯源到整体，也可溯源到机体的不同层面和局部细节。

【标准条款】

> c）库存或追踪系统应允许对任何处理程序关联的相关信息进行注释和查询，包括采集、包装、运输、制备、保存、储存和分发程序。该系统宜允许对生物样本保藏程序中的任何偏离进行标记。

【条款理解】

　　保藏生物样本可涉及采集、包装、运输、制备、保存、储存和分发的部分或全部活动。因此，生物样本库管理所使用的信息系统（可以支持库存、样本追踪等功能）不仅应能够记录这些活动的过程，还应能够记录或者标记每项活动具体执行情况与程序文件规定要求的偏离情况。针对记录偏离情况，如同我们日常工作中，应针对某些特别情况以"备注"方式做特别记录。偏离情况可能会针对同一件事发生多次，所以信息系统应允许使用者记录每次发生的情况而不是简单地更新（或覆盖）前一个记录的信息内容。

　　注释和查询是生物样本库信息管理系统应具备的两大重要功能。注释是指记录特别关注的信息并以有效方式与相应样本建立关系，用以描述和解读样本的相关特性，这些特性决定了样本的使用许可或限制条件，同时也有助于确定样本的适用性。比如，针对一群血压升高的样本人群，采集血液需要标注其血压（数据）才能够表达这些样本的生物特性及其可能的应用（研究）方向，比如血压相关风险因素或者诱因等。如果不标注血压，这批生物样本是否适用于任何研究应用可能就不得而知了。换言之，生物样本可能没有应用价值。总之，注释信息本质上是添加或修改更多或更精准的信息，增加生物样本或相关信息丰富性和特异性。

　　查询功能本质上是基于生物样本相关信息，经搜索、鉴别和归纳而查询到的生物样本。信息系统需要具备快速和特异性强的检索功能，也应对查询结果具有汇总或报告功能，以便能对生物样本保藏涉及的过程实施监管作用。虽然采用Excel表格的方式可以作为记录和查询，但已无法满足现代生物样本库的建设、运行和管理要求，所以应用信息管理系统管理样本库的全过程所涉及的信息记录、链接、汇集是实现样本信息注释和查询不可缺少的基本方法。

　　总之，信息系统不仅要具备适用和规范的记录功能，还要允许管理者依据需要扩展记录内容等。既要允许使用者依据需要作添加，但又要采取严谨的控制方法避免使用者随意修改，以保障样本库管理中记录、注释和查询样本和/或信息的真实性和有效性。

【标准条款】

　　d）应建立和维护生物样本及相关数据之间的链接，以保证这些信息明确可追溯。

【条款理解】

　　与生物样本相关的数据范围很广，除生物样本处理过程记录的数据是生物样本本身的信息之外，其他相关数据包括但不限于研究数据、表型数据、临床数据、流行病学数据、样本采集数据等。依据各自来源、结构特点、使用和管理方式等，这些数据都可能储存于各自不同的数据库。比如临床患者相关的人口数据、检测数据、影像诊断数据、样本采集涉及的大数据、应用所获得的结果数据等，这些数据不可能与相应生物样本储存于同一个数据库，但仍与生物样本密切相关。所以，生物样本库的信息系统相当于一个中央信息管理枢纽，需要与众多相关数据库发生信息交流。因此，通过生物样本库的信息系统，建立生物样本实体与上述相关数据的链接关系可追溯生物样本生命周期的各阶段以及不同阶段的重要数据或信息。

要满足多个相关数据库之间的链接要求，生物样本应具备以下几个前提条件：①每个生物样本实体具有标识且在系统内是唯一的；②在信息系统内应准确记录相关数据并与样本实体通过其标识具备映射的对应关系；③信息系统应具有便利注释和记录功能以保障能记录样本处理过程的信息，以便标记/注释生物样本并建立溯源；④信息系统具有完整审计（记录人机交互作用后的痕迹）功能，并具备有效和特异性的查询功能。

总而言之，除通过样本唯一标识实施可追溯之外，在追溯过程中不可避免地要应用多源化的相关信息，既能够通过筛选方式获取所需的数据和/或生物样本，也能通过不同数据源增加溯源的可行性。

【标准条款】

e）应可随时确定生物样本及相关数据的位置。

【条款理解】

前文谈到生物样本及相关信息的保藏工作涉及采集、包装、运输、制备、保存、储存和分发过程中的部分或全部活动，生物样本库在其监管范围内应可随时确定生物样本及相关数据的位置。"随时"是指能够即时确定其在流转环节的位置，这对生物样本和/或数据分发过程尤其重要。比如，对收到的生物样本和/或数据有疑问时，需要能及时确定该资源在流转环节中的具体位置和/或状态，以期能够及时采取处理措施等。如果没有一套有效的信息系统支持，准确和及时溯源是难以实现的。样本和相关数据的位置也并不是单指其具体空间位置，而是指通过样本流转轨迹，如采集、包装、运输、制备、保存、储存和分发程序的流程，获取样本所经历的各个环节，相当于复盘分析，从而能够聚焦和确定发生问题的环节以及在该环节涉及的行为，有利于确定问题起源，采取相应措施解决问题。

生物样本及相关数据可能会处于各种不同的状态，暂存、保存、运输、制备、冻存、分发等过程中，信息系统的最基本功能之一就是监管这些行为活动以保障能及时获取生物样本及其相关数据在流转过程中的准确定位。总之，溯源中的位置是指依据已知的既定工作流程以及记录的相关信息或状态，通过分析确定流转的环节和当下状态。

【标准条款】

> f）应可随时确定已经分发给接收者/用户或者已处置的生物样本及相关数据。

【条款理解】

样本分发和处置申请和审批流程中，应确定生物样本库中所有生物样本和/或相关数据的使用状态，采用批次方式，赋予唯一标识将所申请的样本和/或相关数据作为一个整体，记录分发过程所有涉及的相关信息。"已处置"包括质控、弃用。应用批量标识就能随时确定和追溯到已经分发的，甚至已被接收方处理的生物样本及相关数据。基于纸质记录方式的申请与分发过程可能无法满足这"随时确定"的要求，所以建议生物样本库管理中应采用信息管理系统来支持申请和审批流程，以保障记录的信息完整性和真实性，并通过系统的查询功能快速和有效地应对这"随时确定"要求，尤其针对已分发但因故需要追回的特殊情况，及时和准确的定位尤为重要。

【实施案例】

在生物样本库的运行和管理过程中，因生物样本来源不同可能采用不同的工作流程，而且涉及的具体过程可能也会有所不同，下面基于针对上述的概要理解所涉及可追溯性工作流程，围绕相应的标准条款，以实例加以进一步说明。

案例一 队列研究生物样本及其相关数据的可追溯性流程

生物样本可追溯性旨在应用唯一标识和相关数据信息，从生物样本的采集到应用整个过程中与所涉及行为活动之间建立持续性或动态的关联性，包括与样本捐献者、不同机构、不同经手人、处理过程产生新的样本与原始样本之间的"父子关系"、环境、相关数据（库）之间关系（人、环境、机构与数据之间的），以保障需要时能够对样本在整个过程中追根求源。

【过程】

以建设、运行和管理多中心队列研究的生物样本全过程为例（如图7-4所示）：

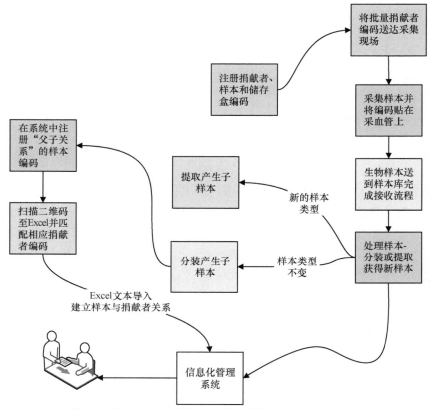

图7-4 队列研究生物样本及其相关数据的可追溯性流程

1. 在样本库信息系统中注册产生多个样本捐献者和生物样本编码，按照需要采集的例数和相应的生物样本数量打印出编码产生的条形码，提供给各生物样本和数据采集中心使用。

2. 各采集中心处理生物样本之后，按照SOP流程将条形码标识贴于含有生物样本的容器如血液采集管上。

3. 用扫描枪扫描样本捐献者签上的二维码到计算机中Excel表格中，然后再以扫描方式将生物样本管标识输入到Excel中并与捐献者的编码对应同一行，从而以电子化方式建立捐献者与相应生物样本之间的对应关系，为追溯整个过程建立唯一标识和起源。

4. 使用生物样本库信息系统的文本输入功能将Excel中的捐献者和生物样本信息输入信息系统，完成和保存之后便在系统中建立了生物样本与捐献者二者之间的关联关系。因此，信息系统能识别和鉴定 Excel 中的标识信息是在系统注册过的，以保证编码唯一性并奠定样本和/或信息的可追溯性。

5. 通过查询捐献者及其生物样本类型，在实验室完成提取 DNA 和/或 RNA 产生新的样本类型。针对新的样本类型，可以采用两种方式建立可追溯性：第一种是信息系统具有产生子样本的注册功能，直接在系统注册新的样本类型，但系统中建立二者的"父子关系"；第二种是独立注册新样本并获得新的样本标识编码，然后以扫描方式将标识编码输入 Excel 文本中，建立 DNA 或 RNA 样本与其样本源（如全血样本，或白细胞棕黄层样本等）的关系，然后通过文本输入方式在信息系统中确立二者之间的"父子关系"。

6. 上述针对提取方式产生新样本并建立"父子关系"的过程，对生物样本今后使用非常重要。例如，DNA 或 RNA 样本剩余量不足或有质量问题，需要再次从原有样本（父）中再次提取产生新（子）样本。基于已建立的"父子关系"，很容易查询到其来源并重新提取 DNA 或 RNA 样本，并且节省成本（费用、时间和人力成本）。由此可见，生物样本之间的可追溯性非常重要。

7. 在随访期，首先要查到相同随访期的样本捐献者，再注册新的样本获得标识编码，并在生物样本编码上添加随访期，以便针对每个随访期的生物样本建立溯源性。因此，生物样本捐献者-多个随访期-多个样本类型-多个生物样本之间建立的溯源性，对应每个生物样本的生命周期，以保障在大量样本中能够及时和准确地查找到需要的样本。

8. 队列研究资源需要多次独立随访并采集数据，问卷方式采集随访数据信息是常规的方式。样本数据和问卷数据通常（也应该）分别储存在两个独立数据库里，所以建立两个独立数据库之间的关联关系对建立队列样本和数据之间的可追溯性至关重要。建立数据库共享的基本原则是首先在样本库信息系统中注册样本捐献者标识编码（二维码），采用扫描方式将捐献者标识输入问卷数据库或者其他相关数据库（如基因序列数据库等）中。申请使用生物样本时，先搜索问卷数据库筛选后获得样本捐献者编码，再通过捐献者编码搜索样本数据库（样本库信息系统），最终基于数据获得相应的生物样本，并提交使用生物样本的申请。

9. 如果将不同样本库来源的生物样本并入/迁移到另外一个样本库中，首先需要解决统一标识编码的问题。具体方式是先完整记录样本原有的标识，并作为这些生物样本的别名（alias）记录在文本中。之后在接收方的样本库信息系统中注册产生新的标识编码，并将其贴到提供者的样本管子上重新标识这些生物样本。进一步再将新的标识编码和原有标识（样本别名）同时输入接收方的样本库信息系统。这些生物样本便具有两个不同的标识编码，针对各自需要，分别利用两个不同标识追溯同一个生物样本。

案例二　肿瘤组织生物样本采集和应用的可追溯性流程

按照预定日期，确定需要做切除手术的大肠癌患者，以及计划采集的肿瘤组织、血液、尿液和/或粪便等样本类型的相关信息（如图 7-5 所示）。肿瘤样本的信息系统中的信息分为临床信息和样本信息，后者包括保藏过程中产生的信息。

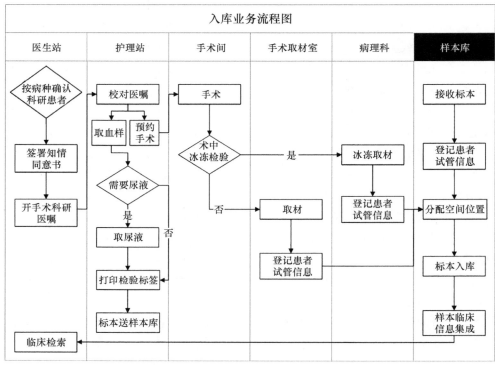

图 7-5　肿瘤组织生物样本采集和应用的可追溯性流程

【范围】

样本库所需临床信息表的内容，包括但不限于入库患者基本信息表、检验信息表、病理报告表、影像学报告表、出院小结表、手术中麻醉记录表等。样本库所需样本保藏信息表的内容，可包括但不限于样本制备信息表、样本质量检测信息表、样本存储信息表、样本分发信息表等。完整的样本信息，可通过以下几个方面来实现。

【过程】

1. 样本登记

a）外周血样本：在样本库扫描已经采集样本的采血管，信息系统自动匹配患者基本信息，根据入院诊断自动生成样本标识码，完成登记。

b）组织样本：通过手术室麻醉系统，选择该患者，信息系统自动匹配患者基本信息，根据病种自动生成样本标识码，完成登记。

c）知情同意，在信息系统中有电子图片或实际放置位置，以供随时调阅。

2. 样本入库

最佳选择是，样本库信息管理系统可实现自动分配样本冻存管的位置信息（盒、柜、架、存储设备名称）。此外，样本冻存管信息入库后可自动打印耐液氮标签，工作人员核对冻存管上的标签与信息系统中样本所在位置信息，确认无误，即复核，完成样本入库。

组织样本本身信息包括但不限于以下字段：

a）身份识别：住院号、身份证号；

b）日期时间：液氮冻存、固定、脱水、包埋、染色、存储；

c）样本类型：肿瘤组织、正常组织、癌组织、交界组织、囊壁组织、淋巴结等；

d）处理方式：液氮冻存、RNAlater 保存液保存、石蜡包埋、细胞冻存；

e）计量：组织重量（mg）、切片厚度（μm）；

f）人员：取材人员、制备人员，以工号的形式体现；

g）试剂耗材：冻存管（品牌、批号）、试剂（品牌、批号、有效期）、液氮标签（品牌、批号）等；

h）位置信息：存储设备名称、架、层、盒；盒内位置。

i）质控信息：形态学质控：肿瘤细胞百分比及面积、坏死细胞百分比及面积等数值；核酸质控：OD 值、浓度、完整性；细胞质控：活细胞率、复苏得率；信息质控：样本标识码是否与病理诊断符合、临床信息是否与病理信息一致；同一人源质控：同一住院号的组织 DNA 与外周血 DNA 是否同源。

j）温控信息：信息系统对接第三方的智慧监控系统，模拟样本的存储温度数据等。

k）临床信息通过检索识别信息自动从医院信息系统抓取过来。

3. 样本检索

在临床信息字段中通过不同维度检索条件，初步查询符合的样本标识码；再根据样本信息字段进行二次不同维度检索，导出包含位置信息的样本清单以便于后续分发过程。

4. 样本分装和质控

a）建立项目档案，样本使用者填写项目（课题）名称、项目编号等基本信息；如所申请样本用于国际合作或样本出境，应首先获得人类遗传资源管理办公室的审批文件。

b）检索到所需样本后，填写取用样本清单，信息系统"冻结"所选样本条码。完成样本使用申请流程审核的同时完成出库伦理流程。

c）样本库工作人员根据已审核的出库单，在超低温环境中进行挑拣样本管；通过条码扫描仪进行信息后台核对，出库完成后生成样本出库清单。

d）组织形态学复核。将分装好的冰冻组织，扫描样本条码生成冰冻切片样本的二维码，交由病理技术人员制备冰冻切片，HE 染色完成后，交由中年资病理医生阅片判读，给出肿瘤细胞百分比&面积、坏死细胞百分比&面积等数值，记录在样本质控模块-形态学质控。

e）如果肿瘤细胞百分比&面积低于申请者的预期值，需与申请者进行沟通，判断是否对该组织进行出库。

5. 样本分发

a）样本转运协议；如涉及临床数据，则需要数据转运协议。

b）对符合预期的组织样本完成样本包装、交接，出具样本出库单，并在样本交接处签字。

c）通过有资质的第三方物流公司进行运输，并将运输过程中的温度记录文件发送双方留存。

样本出库后，宜按照设定的回访时间联系样本申请者，进行满意度调查、样本质量检测数据收集和通过表格的形式将实验数据导入样本库的信息系统。

案例三 植物样本库的可追溯性流程

1. 近年来，随着计算机、物联网等技术的发展，植物样本（包含植物标本、种子标本、植物分子材料等）的采集、入库、共享流程已实现信息化的管理和流程控制。

2. 工作人员可以在野外通过信息系统的移动端应用程序记录植物样本采集的时间、空间和采集事件数据，在此过程中，信息系统为每一条植物样本记录生成唯一识别符。

3. 植物样本入库后，根据样本类型的不同，还需经过整理、消毒、鉴定、分柜保藏等多个环节，每个环节都会产生相关的数据，如样本植物的分类学信息、样本保藏的具体位置信息等。

4. 用户可借助植物样本库信息系统的数据共享平台查询检索样本数据，并根据需求申请获取样本。信息系统接收用户提交的植物样本使用申请后，会在分发样本的同时记录样本的去向信息。

5. 植物样本在采集时生成的唯一识别符，是植物样本在采集、入库和共享全生命周期的信息可追溯的关键信息。植物样本生命周期不同阶段的数据可能会分表单独存储，但均会通过其唯一识别符号进行关联，从而实现一份样本生命周期中任意阶段的状态均可通过其唯一标识符来查询追溯。

案例四 第三方生物样本库平台管理的可追溯性流程

1. 接收

a）委托方发起样本储存申请，并打包样本及其相关数据；

b）平台方核对样本数量，接收样本并对其进行临时保存；

c）平台方将相关数据导入至信息系统或由委托方上传至指定位置，将信息和样本进行核对；

d）平台方核对样本相关的合法性文件（如：知情同意），并在文件核对完成之前，对样本进行隔离保存。

2. 储存

a）样本来源合法性确定之后，平台方解除样本的隔离保存状态，并分配新位置进行正式储存，样本在储存期间的位置记录、位置转移记录都通过信息系统进行储存管理；

b）样本储存期间，其所在储存设备的温度监控数据、所处环境的温度和湿度数据都根据样本标识码进行对应记录。

3. 质控

平台方对同一转运批次的样本进行样本抽检质控，其质控数据可作为同一批次样本的质量参考并关联到相关样本。

4. 检索

a）样本的信息检索，可通过样本条码、编码进行精确查询，亦可通过时间、来源等多种条件进行组合查询；

b）样本质控信息检索，可通过抽检相同批次的质控样本，关联同一批次的样本质控数据，作为评价样本质量的依据；

c）样本相关保藏记录的检索，通过样本的入库、出库时间，划分样本存入设备时，存储容器、所处环境的温、湿度的记录区间，将其关联至每份样本，作为样本质量溯源的依据。

5. 分发

a）根据委托方的出库要求，平台检索并确认样本储存位置；

b）在拣出样本之后通过扫码，对其确认并登记出库信息，之后将样本放入暂存设备进行临时保存；

c）样本交接并记录相关信息（图7-6）。

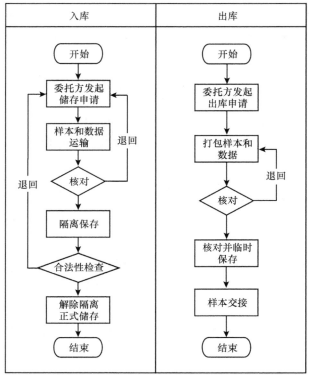

图 7-6　第三方生物样本库平台管理的可追溯性流程

案例五　动物生物样本库的可追溯性流程

动物样本的入库前流程（采集、暂存、转运）与入库流程往往相对独立，体现在时间间隔长、空间隔离、涉及不同人员等特点。例如，采集人员长时间在野外工作，受限于信息采集系统缺乏、信号不稳定等客观条件，采集现场往往通过纸笔记录采集相关数据（类群/物种名、采集时间、采集地、采集人、经纬度、海拔、处理方式等），形成纸质文档记录。待采集人员回到驻地后整理形成电子记录文档（word、excel 等）。由于采集活动往往持续时间长，需将生物样本暂存在一个相对稳定环境。此时工作人员需记录暂存和转运相关数据（温度、保存剂、暂存时间、环境变化等）。生物样本转移至样本库时除要求样本提供者整理和录入/导入采集、暂存、转运相关数据至信息系统外，还要求提供者提供纸质文档记录扫描件、电子文档记录作为信息溯源的佐证材料上传至信息系统，从而维护生物样本及相关数据之间的链接，以保证各流程信息可追溯（图 7-7）。

生物样本库的工作人员接收样本后由信息系统分配产生唯一标识，同时录入样本处理、制备、分装、分发、运输、弃用、销毁相关数据。用户接收、使用后反馈样本最终用途、质量信息、修正相关数据至信息系统。

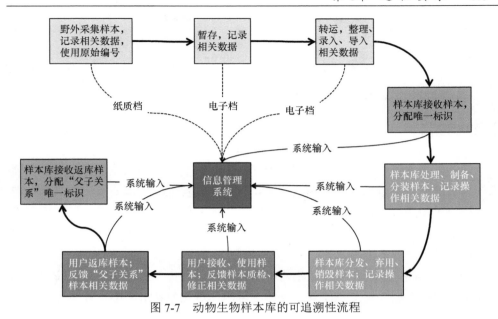

图 7-7 动物生物样本库的可追溯性流程

若用户有未用完的样本需返回样本库，或转化为其他类型样本（衍生物），需将返回的样本作为原样本（父样本）的"子样本"回到样本库。接收返回的样本时，样本库由信息管理系统分配唯一标识，同时记录"父样本""子样本"的关联性。

案例六　水生生物种质资源库的可追溯性流程

国家水生生物种质资源库——斑马鱼品系精子冻存库，保藏样品为斑马鱼精子样品。该样品收集在 500μl 冻存管中，长期在液氮环境中保存。该样品在收集、制备、保藏和使用过程中要经历室温、冰上放置、干冰处理、液氮内长期储藏和 33℃水浴回温等过程。由于样品所用容器较小，标识上可使用字数受限；同时在处理过程中，无法在降温后二次附着标签或替换其他标识；保藏预期在 10 年以上，其间需要标识附着稳定；制备样品和复苏样品过程中的多个实验步骤有限速要求，必须能够便捷记录。出于以上考虑，国家水生生物种质资源库采用如下方法对样品进行标识：①选用在液氮环境附着性能良好的超低温冷冻标签，并测试标签在不同温度及水浴中的附着稳定性；②热敏打印标识符，避免长期储藏后字迹模糊；③对标识系统进行设计，以三段式对应不同样品信息，产生 12 个字符内的唯一对应标识；④在样品收集制备的过程前，先行准备贴好标签的样品管，此管在制备、储存、使用过程中不再进行更换，也无须再次标记，一"标"到底；⑤每一标识对应样品的更详尽信息，由数据库进行记录，以标识检索，便于追溯；⑥对样品库的保藏结构进行设计，同类样品在库中存放位置存在对应逻辑关系，如发生极个别样品标识脱漏，可从紧邻位置样品的标识进行推论和检测。

【标准条款】

> 7.5.2 信息宜方便员工获取，从而满足数据查询的需要，例如在收到关于分发样本的投诉或询问时。

【条款理解】

该条款强调依据生物样本库的规范和制度，应建立相应的途径和方法以保障工作人员能够便捷查询并获取相关信息。特别是涉及生物样本分发后，需要在询问或提出质疑的投诉场景下，更需要能够有快速和便捷的查询方式，以便提供及时而有效的支持。总之，要确保工作人员容易和便捷获取各种允许查询的相关信息，以下几方面要点尤为重要：

a）信息容易获取：指的是生物样本库的工作人员应该能够方便地访问存储在样本库中的数据、记录、样本分发的信息等。可能包括但不限于存储样本的位置、样本分发记录、样本质量相关数据等。

b）满足数据查询需要：强调生物样本库的信息质量和完整性。这些信息应该足够详尽、准确，可以满足工作人员在工作中的数据查询需求。工作人员可能需要查询这些信息来解决问题、回答使用者提出的疑问、处理投诉或者进行质量控制。

c）应对投诉或询问进行处理：当收到关于分发样本的相关投诉或询问时，工作人员应该能够迅速通过样本库的信息系统获取相关数据，以便迅速了解有关样本的分发记录、样本存储位置或者其他相关信息，帮助解决问题或回答使用者的质询。

在实践过程中，可重点关注以下几个方面的建设内容：

a）建立易于访问的信息系统：实施一个能够便于访问和检索信息的样本库信息管理系统，以便工作人员可以快速获取需要的数据。

b）信息透明度和完整性：确保信息系统中的信息准确、完整和透明，能够满足工作人员的查询需求。

c）培训和指导：向工作人员提供培训和指导，指导他们如何正确使用信息系统，使其能够快速有效地查询相关信息，特别是在面对投诉或询问时能够及时做出回应。

【实施案例】

案例一

根据检测平台的要求，申请者申请的是以血清作为检测分析的样本类型。但是，当样本接收者收到样本后，采用常规方式观察样本外表性状，发现血清样本不同于常规的血清，难以辨别是否为血浆（可能由于提取过程导致部分溶血现象，比如脐带血样本，由于其特有性状，分离过程容易导致溶血）。因此接收者质疑要求核实正确的样本类型。生物样本库的工作人员应能依据既定的程序查询和获取样本制备过程的记录（比如质量管理体系的第四级文件）、入口存储的位置、样本申请单和审批与分发记录，以及样本质量相关数据和信息，并提供这些样本相关属性和处理信息清单给样本接收方。

案例二

国家斑马鱼资源中心拥有斑马鱼研究品系 3000 余种，DNA 样本上万种，且资源种类每年以较高速度增加。以上资源的样本都作为研究用资源提供资源服务。

针对这种情况，国家斑马鱼资源中心建成一套资源管理数据库，与资源服务网站挂钩，每一种资源样本的信息中都包含"负责人"字段，且可以按照人员变动情况进行修改。用"负责人"通过账号登录系统后，可以查看和修改自己负责的资源的状态；在该资源有需求的时候，系统会根据"负责人"字段当时的实际情况给相应"负责人"账号发送通知。负责人准备好该资源对外服务的样本后，直接在系统内登记样本可出库，并在系统内上传质量鉴定报告。资源需求方在收到所需样本后，可以随时查看对应的鉴定报告。

资源服务结束后，样本接收方对样本质量如有异议，可以直接在系统内反馈或投诉。反馈提交后，资源"负责人"账号会从系统直接收到该项反馈，并进行相应处理。

【标准条款】

> 7.5.3 生物样本库应建立、成文并实施生物样本和/或数据的弃用和转移程序，既作为计划程序，也可做应急预案（见 7.1.1）。

【条款理解】

本条款着重针对生物样本和/或数据涉及需弃用和转移处理时，专门建立程序文件指导的工作流程。一方面，这些既定工作程序是作为生物样本库的日常运行内容，另一方面，也可作为应急预案的一部分。以下为理解该条款以及适用性应急预案的说明。

a）生物样本和/或数据的弃用和转移程序：指的是应制定并执行一套明确的程序，专门针对凡涉及需弃用和转移的生物样本和数据。可能包括样本的销毁、移除、转移或转换为其他形式的过程。这些程序应该明确规定每个步骤及其相关责任人。

b）计划程序和应急预案：弃用和转移程序既应作为计划性程序，也应纳入生物样本库的应急预案中。这意味着这些程序应在日常运作中得到实施，并且也可以在紧急情况下被启用。这种双重性质确保了即使在非常规情况下，也能够依据制度妥善应用于处理生物样本和数据的弃用和转移。

【实施案例】

案例一

在生物样本库的运行过程中发生紧急情况时，比如设备故障导致样本储存环境受损或威胁到样本和/或数据的安全性，可能需要迅速启动应急预案来保护样本或数据的完整性和安全性。应急预案可包括立即启动的对受威胁的样本和/或数据进行紧急转移或销毁的程序。该程序应明确规定具体行动步骤、责任人员、联系方式，以及必要的法规等。应急预案不仅是预先计划好的，同时也确保在危急情况下迅速采取适当的行动。

案例二

一家专注于生物医药研究和开发的生物公司，由于公司业务策略的调整终止某些研究项目，其中一部分生物样本和数据将移除应用计划。因此，公司启动既定规范程序弃用这些生物样本和相关数据。依据程序实施以下步骤：

a）对拟弃用的生物样本和修改数据进行评估，确认并核实这些将被弃用的样本和数据。

b）按照程序中已制定的标准操作规程（SOP）：包括标记弃用样本和数据的方法、文档记录、安全处理、法律合规性等方面的规定。

c）依据程序规范的制度和弃用机制，提交弃用申请，在样本库的相应流程进入审核并获得相应管理层批准。

d）程序获得批准后开始执行弃用程序，包括：

1）对这些样本和数据进行标记和分类，确保它们不会被错误使用；

2）根据 SOP，对生物样本和数据进行安全处理，包括销毁、妥善存储或采取其他安全措施；

3）记录所有弃用过程的细节，并确保弃用后的样本和数据得到适当的合规性监督和管理。

通过启动和执行生物样本和数据的弃用程序，成功地管理了不再应用的生物样本和数据，确保了生物样本和数据的安全和合理使用。

第六节　生物样本的制备和保存

【标准条款】

> 7.6　生物样本的制备和保存
> 7.6.1　生物样本的制备和/或保存应根据成文的循证方法（如国际标准）或与生物样本提供者/接收者/客户协商一致的方法制定。

【条款理解】

1. 生物样本在接收和/或获得后应进行样本制备和/或保存，生物样本库应制定业务范围内所有生物样本的制备和保存方法并成文，确保在接收和/或获得样本后能够按照标准操作流程尽快处理，防止以及延缓生物样本的特性发生变化，使其适用于未来的储存、分发或使用。

2. 为了确保样本质量的可靠性和一致性，制备和/或保存方法应有科学依据；可以根据国际公认的标准或指南、国家或地区的法规或标准程序、权威教科书和期刊文献、设备和试剂盒厂家说明等制定。

3. 如果没有成熟的方法，生物样本库可与样本提供者/接收者/客户共同协商并建立样本制备/保存方法以满足预期要求。

【实施案例】

不同的制备和保存方法适合于不同类型样本以及不同研究目的，样本入库前需要与用户充分沟通样本的研究目的和样本特点，根据预期用途选择经过确认的样本制备和保存方法，主要内容包含如下：

（1）样本库工作人员应根据参考文件制定制备和保存等操作流程，并严格遵照执行。参考文件的指导价值通常按照以下次序：国际公认的标准或指南、国家或地区的法规或标准程序、权威教科书和期刊文献、设备和试剂盒厂家说明以及自行验证的程序。

（2）常见的样本制备方法包括离心、直接冻存、福尔马林固定、大分子抽提与纯化、原代细胞培养、类器官培养和干细胞制备等；对植物样本采取整形、洗刷、消毒、保存、封装、干燥、快速冷冻、研磨、储存等；对动物类样本采取采集、切割、剪碎、速冻、分装、储存等制备方法。

（3）生物样本库采用经典的或经过确认的方法对原始样本进行物理性的分离、破碎、干燥或者化学性的变性、固定、萃取或者生物性的组织或细胞培养等以获得制备物，使其内含的关键生物信息完整，并在适当的保存条件下（如-80℃或常温条件）长期稳定。

案例一

临床生物样本库主要样本包括手术切除的剩余组织样本和术前术后采集的血液样本，人类组织样本的制备可以参考国家标准 GB/T 40352.1—2021《人类组织样本采集与处理第 1 部分：手术切除组织》的处理方法，采集分割组织后的制备方法包括：

a）快速降温后储存在超低温设备；

b）暂存在样本稳定液用于后续活细胞试验；

c）加样本稳定液程序降温后冷冻储存或超低温储存；

d）固定液固定后石蜡包埋；

e）包埋剂（如 OCT）处理后冷冻储存；

f）真空处理后储存等。

提取组织中分析物可以参考国际标准化组织制定的系列分子体外诊断样本前处理操作规程，如从福尔马林固定和石蜡包埋组织样本制备 DNA、RNA 或蛋白质等可参考 ISO 20166；从冰冻组织样本制备 DNA、RNA 或蛋白质等参考 ISO 20184。

血液样本制备可参考国家标准 GB/T 38576—2020《人类血液样本采集与处理》制定的标准操作规程：

a）原始血液样本经过物理分离可获得简单衍生物，如血清、血凝块、血浆、白膜层等，制备方法包括离心（密度梯度离心、超速离心、低温离心、二次离心等）、分装等。

b）原始血液样本经过多步分离或添加剂可获得复杂衍生物，如核酸、蛋白质、单个核细胞、血小板、外泌体等。

c）样本库针对影响这些血液生物质量的关键步骤建立、成文并实施质量控制程序，评估衍生物的重要质量特性，包括稳定性、处理方法的性能和质量控制程序的准确度和/或精密度。

d）使用特定类型采血管，如细胞制备管（CPT 管）或 PAXgene Blood RNA 采血管，用采集的血液样本提取细胞或核酸时应根据厂家说明书进行操作。从常规采血管采集的静脉全血样本中制备基因组 DNA、细胞 RNA 和血浆循环游离 DNA 可分别参考 ISO 20186 系列文件（附录 1）建立标准操作规程，规程中明确前处理因素对下游不同检测方法和结果质量的影响。

案例二

干细胞样本库通常收集捐赠者的组织或血液等样本（如脐带、脂肪、皮肤等），

并将其分离制备成干细胞进行研究或储存。人诱导多能干细胞的制备可参照
T/CSCB 0005—2021《人诱导多能干细胞》实施。人胚干细胞的制备可参照 T/CSCB
0002—2020《人胚干细胞》和 GB/T 42466—2023《生物样本库多能干细胞管理技
术规范》实施。人间充质干细胞的制备可参照 T/CSCB 0003—2021《人间充质干
细胞》来实施。细胞样本在制备过程中，同一生产周期中采用相同生产工艺生产
的一定数量的质量均一的产品为一批。对需要由多个供体混合使用的干细胞制剂，
混合前应视每一独立供体或组织来源在相同时间采集的细胞为同一批次细胞。

人间充质干细胞的制备要求：

原材料和辅料应符合 T/CSCB 0001—2020《干细胞通用要求》和 T/CSCB
0003—2021《人间充质干细胞》的要求。应符合相关伦理要求，建立供者细胞采
集的供者评估与筛选标准、采集方法、运输标准和交接标准，保证供者和细胞的
安全。供者应筛选 HIV、HBV、HCV、HTLV、EBV、HCMV 和 TP 等传染病因
子，并记录结果。

扩增、冻存、复苏等过程控制应符合 T/CSCB 0001 要求，制备过程中应注意
避免交叉污染，细胞 STR 检测结果应与供体细胞保持一致。

制备到相应阶段需要对细胞进行鉴定和质量评价，以确保细胞特性，如进行
微生物检测、细胞形态鉴定、标志物检测、三向分化能力等检测，可参照 T/CSCB
0003—2021《人间充质干细胞》和 GB/T 42466—2023《生物样本库多能干细胞管
理技术规范》的要求。

案例三

植物样本的制作按照国际标准 ISO/TS 23105:2021《用于研发的植物样本保藏
要求》以及中华人民共和国出入境检验检疫行业标准 SN/T 4328—2015《植物有
害生物标本数字化制作规范》等规范性文件实施。其中 ISO/TS 23105:2021 规定
了植物样本和相关数据的采集、处理、保存、运输、储存、分发和弃用的要求，
适用于所有从事以研发为目的的植物样本保藏的机构。

案例四

昆虫样本的制作可按照 SN/T 3452—2012《昆虫针插标本的制作与保存》、
JY-T0552—2015《昆虫标本》等规范性文件实施。

【标准条款】

> 7.6.2 应监控制备和/或保存程序（见 A.4）中的关键活动并记录相关参数，
> 应分别记录每一项保存步骤。

【条款理解】

样本库应在制备和/或保存的程序或标准操作规程中明确关键活动和需要记录的重要参数，质量人员应监督操作的执行情况。真实记录反映样本制备和/或保存过程的关键步骤信息，全面的制备、保存记录可以帮助生物样本库评估样本适用的范围。

样本制备一般从采集或接收到原始样本即开始，制备程序和标准操作规程可详细列出样本转运或前处理的要求、制备过程要求，以及随后的保存条件等内容。样本库通过建立样本制备和保存程序，以及质量管理控制程序明确相关人员责任，监控和防止样本处理过程中关联信息丢失、样本破坏、污染或特性改变；工作人员应按程序或标准操作规程要求及时记录制备/保存过程中的关键信息（参考本标准附录 B.4），包括但不限于：制备时间、关键步骤温度控制、是否有交叉污染、是否灭菌、保存容器的类型、分装数量或批次、试剂与耗材、设备型号、保存技术、添加剂或防腐剂，不符合标准的操作内容等，定期归档或电子化录入系统保存。国际生物和环境样本库学会（ISBER）生物标本科学工作组制定了"标准分析前代码"（Standard PRE-analytic Code，SPREC），确定了临床液体和固体生物标本及其简单衍生物的主要分析前因素，该代码已从 1.0 版发展到 3.0 版，为标准化记录液体样本和固体样本分析前变量提供了有效方法，样本库可以将 SPREC 设计在样本库信息系统中，统一记录样本制备过程中的主要参数。

【实施案例】

案例一

临床手术组织样本采用新鲜冻存、固定剂处理/石蜡包埋，以及稳定剂处理后冻存等制备方式，过程中应尽可能真实记录热缺血时间、冷缺血时间、固定剂（如福尔马林）处理时间、稳定剂（如 RNAlater）处理时间和处理温度、稳定剂与样本体积比例、样本重量、冻存管类型、试剂等信息。具体记录内容和方式可参考国家标准 GB/T 40352.1—2021《人类组织样本采集与处理 第 1 部分：手术切除组织》附录 A 中表 A.1～表 A.7 列出的标准分析前变量编码（SPREC 3.0），按照样本类型、收集类型、热缺血时间、冷缺血时间、样本固定/稳定类型、固定时间以及储存条件所对应的编码分别记录制备过程信息。

血液样本制备的 SPREC 编码表参见 GB/T 38576—2020《人类血液样本采集与处理》附录 B 中 B1～B7 所列，内容包括样本类型、液体样本添加剂/容器、离心前延迟、离心条件、二次离心条件、离心后延迟、储存条件。表 7-20 提供了血液样本处理需要记录的信息内容示范。

表 7-20　血液样本处理信息登记表

捐献者编码		性别	
年龄		住院 ID 号	
门诊就诊号		体检就诊号	
采血管类型		样本采集时间	
样本接收时间		样本处理时间	
样本处理标准操作规程 名称（文件编号　）			
离心机型号			

离心条件	一次离心　温度：　　转速：　　升速：　　降速： 　　　　　开始时间：　　　　结束时间：
	二次离心　温度：　　转速：　　升速：　　降速： 　　　　　开始时间：　　　　结束时间：

样本分装开始时间		样本分装结束时间				
冻存管信息	冻存管条码号	样本类型	分装体积	冻存盒编号	冻存位置	备注

样本储存条件		储存时间	
样本处理操作人员		记录日期	

案例二

干细胞的制备和检测可参照 GB/T 42466—2023《生物样本库多能干细胞管理技术规范》和 T/CSCB 0001—2020《干细胞通用要求》要求。应记录制备过程和保存过程的每一步原材料和辅料信息，应记录组织来源供者筛查 HIV、HBV、HCV、HTLV、EBV、HCMV 和 TP 等传染病因子的结果，以及生物样本制备过程中的关键活动。如干细胞制备时要记录样本接收时间、接收时温度、样本分离时间、分离方法、分离所用试剂、培养环境、培养条件、培养试剂、所用耗材、换液时间、传代时间、传代工具、传代试剂、传代密度、冻存时间、冻存试剂、冻存数量等。如果有细胞复苏使用，记录复苏时间、复苏细胞信息、复苏密度、复苏时细胞活率。如果要对细胞进行重编程，记录重编程方式，所用试剂耗材、是否有基因导入、导入什么基因等。

案例三

动植物样本的采集制作应记录的信息有：采集样本的学名、俗名、采集对象性别及虫态、时间、采集地、环境温度、湿度、风速、海拔、生态地类型、栖所特征、采集方法、采集者、标本暂时编号、标本编号、照相编号、其他记载等必要信息。

【标准条款】

> 7.6.3 所有生物样本的每个制备和/或保存步骤的日期应按标准格式记录，每个相关步骤的时间宜按标准格式记录，日期和时间的标准格式宜参照 ISO 8601（见 7.1.3 的注）的规定。

【条款理解】

时间是过程控制的关键因素之一，真实记录样本制备和保存相关步骤的时间有利于评估样本的质量，指导后续样本的使用。建议使用标准格式记录时间有利于形成统一数据格式方便查询和比较；推荐使用国际标准 ISO 8601-1:2019 和 ISO 8601-1:2019/Amd 1:2022 表示日期和时间。

第七节 生物样本的储存

【标准条款】

> 7.7 生物样本的储存
> 7.7.1 生物样本库或其母体组织宜建立容灾计划，使用备选的安全措施避免生物样本损失。

【条款理解】

生物样本库宜对选用的生物样本保藏方法、仪器及容器进行确认和审核，保证样本的质量。样本库应针对可能遇到的紧急情况做出风险评估，包括但不限于冰箱断电、液氮冷媒不足、气候条件等对生物样本所在的储存仪器和环境造成威胁，进而对可能造成样本损失的情况做出假设，并提出安全的措施，制定应急预案，应对情况的发生，解决问题并使样本的损失降至最低。

对于发生断电时的应对措施可包括保证供电、设立总存储量10%的备用空载存储（备用冰箱）供样本转移、冰箱设立使用权限并及时关门、设置24h紧急联系人并公示，在任何设备运行异常或报警时可立即采取措施。

对于超低温液氮储藏形式，生物样本库应具备稳定液氮供给源，配备与储藏库容相应的液氮供给设备或条件，包括大容量液氮供给罐、供给塔或液氮制备设备等，以保证灾害发生时，超低温保藏样品的安全。

对于对环境或人身健康、安全存在一定威胁的生物样本，样本库应建设相应的防渗漏、防外泄等方面的措施，以保证在特定灾害，如火灾、水灾、台风、一般性地震等情况下，样本库不发生危险性样品的外泄。

【实施案例】

案例一

某细胞资源库贮存根据所储存细胞的制备阶段、生物学特性、储存目的和终极应用目标采用分级管理。

（1）为保证样本安全，避免损失，采取容灾备份管理制度。同一批次同一存储级别的细胞样本，可以存放在同一库区的不同存储设备中；也可以存储到不同地理位置的分库中。

（2）应制定经过验证的应急管理措施或预案，制定备选的安全措施，避免生物样本的损失。

1. 火灾应急处置措施

（1）发现火情，现场工作人员立即采取措施处理，切断火源和电源，防止火势蔓延并迅速报告。

（2）确定火灾发生的位置，判断火灾发生的原因，如压缩气体、液化气体、易燃液体、易燃物品、自燃物品等。

（3）明确火灾周围环境，判断是否有重大危险源分布及是否会带来次生灾难，将周围可燃物移开。

（4）明确救灾的基本方法，使用适当的消防器材进行扑救。洁净区域发生火灾首选切断电源，使用灭火毯进行灭火，若效果不佳，再使用水进行灭火。易燃可燃液体、易燃气体和油脂类等化学药品火灾，使用大剂量泡沫灭火剂、干粉灭火剂将液体火灾扑灭。带电电气设备火灾，应切断电源后再灭火，因现场情况及其他原因，不能断电，需要带电灭火时，应使用沙子或干粉灭火器，不能使用泡沫灭火器或水。

（5）视火情拨打"119"报警求救，并到明显位置引导消防车。

2. 停电应急处理措施

对于发生断电时的应对措施可以分为：

（1）采用双路电供应或提高供电等级；

（2）各类型设备设立总存储量10%的备用空载存储设备且保持设备开启，及时将故障冰箱内的样本转移入备用冰箱；

（3）严格冰箱及时关门、使用冰箱的权限；

（4）设置24h紧急联系人清单，公示联系方式，在设备运行异常或报警时立即采取措施。若停电时长超过3h，应考虑申请发电车，以保证实验顺利进行，以及培养箱和低温储存箱内的温度。

3. 自然灾害应急处理

（1）安全应急小组应及时收集国家气象部门官方发布的最新消息，当国家气象部门发布相关灾害预警时，应启动应急响应，部署防灾工作。

（2）根据预警，安全应急小组应组织人员对细胞库进行全面检查，并确保细胞储存设备具有足够的液氮；并落实抢险物资。必要时，做好细胞、相关数据等财产的转移工作，最大限度减少损失。

4. 样本储存容器故障应急处理

（1）样本库应有至少1个可用于转移的备用储存容器，并至少备有2个满液的35L补给罐。细胞资源管理员应每日早晚两次对样本库进行巡视，填写《液氮柜监测记录》。

（2）当现有样本储存容器（液氮罐）由于长期运转突发故障时，应迅速排查故障原因。当无法排除故障时，如液氮罐老旧导致液氮泄漏，应迅速将样本转移至备用液氮罐，并时刻注意氧气浓度报警器，当氧气报警器发生报警时或感觉呼吸困难时应立即撤离现场，以防止窒息，当氧气报警器显示氧气浓度正常时，方可进入转移剩余样本，同时对转移剩余样本进行取样，检查是否对样本质量产生影响。

（3）故障设备应联系厂家工程师进行维修，若无法维修，应按照《仪器设备管理程序》相关要求进行报废处理。

5. 样本库储存容器温度监控及异常处理

（1）样本库储存容器均安装云端温度监测仪，通过手机端或PC端可实时查看样本储存容器内温度情况，细胞资源管理员应时常关注。

（2）细胞样本储存温度＜–150℃。若温度在短时间内快速升高至–150℃，细胞资源管理员应在第一时间内到达现场，首先查看液氮液位。若液位正常，这种情况应首先考虑温度记录仪故障，并及时更换完好的温度记录仪；若液位偏低，立即补给液氮，待温度恢复正常，并记录。

（3）当温度长时间缓慢平稳升高，这种情况应首先考虑液氮不足，若温度未达到–160℃（警戒线），可不必采取措施，但应加强关注，若温度达到–160℃，应采取措施，如补给液氮，防止其温度升高至–150℃。

（4）特别是在假期，细胞资源管理员应加强对温度记录仪的关注，若细胞资源管理员不能及时到达现场，应通知值班人员并告知负责人，负责人应协调人员及时到达现场处理。

6. 信息系统崩溃应急处理

设置备用网络链接，紧急硬盘/U 盘或光盘等设备进行备份，并及时和信息管理中心沟通，对系统进行修复，必要时联系供应商。所有数据信息等采用手工方式进行管理，系统恢复后，补录到信息系统中。

案例二

某动物种质资源库存储区分为超低温（–80℃）区和深低温（液氮）区，主要存储设备包括超低温冰箱、超低温自动化库、气相液氮罐、液相液氮罐、常温样本柜。根据资源库所在城市和园区特点，针对设备故障、停电、液氮不足情况制定容灾计划。

（1）超低温区使用双回路供电。

（2）超低温自动化库配备可持续供电 30min 以上的备用电源（UPS），用于机械手臂操作系统供电，防止机械手臂操作途中因断电死机故障。

（3）经实测，超低温自动化冷库断电后，库内温度从–80℃升温至–60℃，需要 8h。超低温自动化库配有杜瓦罐（液氮罐），当库内温度超过–60℃时启动自动喷液程序，通过液氮降低库内温度并维持在–80℃。如断电 8h 后无法恢复供电，且液氮无法持续供给，库内温度超过–60℃时启动人工转移样本应急程序将库内样本转移至另一园区超低温冰箱中。

（4）资源库所在园区安装了液氮发生器，可随时生产液氮供液氮罐使用。另有稳定合作的液氮供应公司可在 12h 内提供液氮。

（5）每种存储温度设备的备用空间维持在总存储空间的 10%,用于设备故障、断电等紧急情况下样本转移。超低温冰箱共 33 台，其中 2 台超低温冰箱为备用冰箱。液氮罐共 10 台，其中 2 台为备用液氮罐。

（6）备用超低温冰箱日常开启，以确保随时可存放样本。备用液氮罐不添加液氮，但可随时从液氮制备器处补充。备用设备内不放置架子、提篮等配件，以便紧急情况整架、整提转移。

（7）每台设备安装温度监控系统，管理员可在手机软件上随时查看设备温度情况。超低温冰箱设置–60℃、–20℃为温度异常警戒值。设备温度高于–60℃时，设备管理员应在 2h 内抵达现场查看升温原因并处理。如温度继续升高并高于–20℃时，设备管理员应立即启动样本转移程序。

（8）紧急情况下转移样本时，优先在相同温度存储设备间转移，如无法满足应遵循"从高温到低温"原则。例如，原存储在超–80℃环境中的组织样本优先转移至–80℃备用冰箱中存储，如–80℃备用冰箱空间不足，可将样本转移至液氮环境中存储。

（9）每次转移需记录关键信息，包含但不仅限于转移原因、转移时温度、日期、时间、转移人员、原存储位置、转移后位置。相关信息填写"样本转移记录信息表"存档，并在转移完成后 24h 内在"动物种质资源信息管理系统"中更改存储位置。

【标准条款】

> 7.7.2　生物样本库应具备生物样本储存和追溯的书面程序，且至少包含下列信息：
> a）标识信息（至少包含生物样本唯一标识符）；
> b）储存生物样本的容器类型和环境条件；
> c）可追溯的机制（见 7.5）；
> d）一旦发生影响既定储存条件的紧急事件，应有维持准确储存条件/温度的短期后备计划。

【条款理解】

1. 生物样本库应建立并执行完整的生物样本的编码标识系统，对所有保藏过程中的生物样本及相关数据，在其整个生命周期使用唯一标识符，标识方式可以使用外加或预制标签，包括条形码和二维码等，确保生物样本的唯一性和可追溯性。

2. 选择合适的生物样本的储存容器，保证所采用的容器表面标识的持久性和稳定性，即所有样本标识应符合环境要求及储存条件，在储存过程中，标识不会发生任何变化导致不可识别。同样，环境条件也应设置为能够保证标识不发生不可识别的变化。如细胞样本冷冻保存温度不应高于–150℃，应有通风和照明设施，以及必要的气体监控设施。

3. 生物样本的标识是该生物样本在样本保藏的全生命周期中保持唯一性和可追溯性的保证。只有在储存环节中，样本的标识被清晰保持不变、可识别，才能保证该样本把样本标识所赋予它的意义关联到样本从采集、运输和制备过程中的各种信息。

4. 生物样本库应根据风险评估制定可行的预案，以便紧急事件发生时能有维持生物样本正常储存的备选计划。风险的来源可以是冰箱故障，此时可将样本转运至日常开启备用的"备用冰箱"；如果是计划断电，可安排人员到场，事先关闭冰箱电源，再度通电时，每台冰箱的启动需要间隔一定时间，避免同时开启多台冰箱，使瞬间电流发生强烈变化，导致冰箱发生故障；如果是故障断电，需要判断是局部电路故障还是大面积断电，采取不同的预案来应对发生的问题，包括启动备用电源、启动双路电中的另外一路电路、使用备用发电机等。

【实施案例】

某大学附属医院样本库采用样本编码标识系统两种模式并存，第一种是耐液氮标签，根据编码规则打印二维码编码；第二种是预制二维码冻存管，底部是二维码，侧壁是一维码。两种标签满足液氮条件下可快速被扫描器所识别，以此保证生物样本的唯一性和可追溯性。

生物样本的储存容器的选择，从以下几个方面综合考虑：

a）样本在存储容器长期保藏后能够符合使用者预期。

b）保证所采用的容器表面标识的持久性和稳定性，即所有样本标识应符合环境要求及储存条件，在储存过程中，标识不会发生任何变化导致不可识别。

生物样本库应根据样本存储设备故障制定可行的预案，以便紧急事件发生时能有维持生物样本正常储存的备选计划。分为以下几种情况，见表 7-21。

表 7-21　存储设备故障类型及处理方式

现象	故障类型	处理方式
冰箱温度持续升高	压缩机等机械、制冷故障	样本整体转移至相同备用冰箱，通知工程师维修
	冰箱电源模块故障	空气开关跳闸或冰箱没电，通知工程师及时处理
	环境温度过高，冰箱温度达不到设定要求	环境过热，空调故障，立即维修；辅助降温，干冰或液氮喷洒
	供电故障	计划停电，可安排人员到场，事先关闭电源，半小时内恢复供电，单台启动冰箱电源，避免同时多台启动冰箱，使瞬间电流发生强烈变化，导致冰箱发生故障
		电力故障，及时通知保障中心，安排后备电源及时供电
液氮罐温度持续升高	液氮供给中断	及时协调液氮供应或液氮辅助制冷
	电磁阀故障	液氮供给改为直接用供给液氮罐液氮管路直充
	供电故障	液氮供给改为直接用供给液氮罐液氮管路直充
	液氮真空层故障	样本整体转移至相同备用液氮罐，通知工程师维修

【标准条款】

7.7.3　在储存过程中执行关键处理步骤时，应测量、监控并记录相关过程参数。储存过程中对任何生物样本执行关键处理步骤的日期（见 7.1.3 的注）、操作时间（必要时）以及接触生物样本的工作人员（见 4.1.7）均应被记录。日期和时间均宜符合 ISO 8601（见 7.1.3 的注）规定的格式记录。

【条款理解】

1. 建立程序性文件、标准操作规范和记录表单，确定执行样本及相关数据存储过程的关键步骤及其重要参数。

2. 执行储存关键步骤的关键参数可包括：

a）执行生物样本储存相关关键步骤的影响质量的重要参数：时间、温度及变化（速率）、冻融、操作、人员、意外事件；

b）执行生物样本数据储存相关关键步骤的重要参数：数据获得的日期和时间、数据的来源、数据的数量、数据的准确性、数据的完整性、数据的交互性。

3. 确定关键步骤的重要参数：

a）时间：时间点、时间段；

b）温度：适宜温度、温度上限和下限、超过上限和下限的时间点和时间段、温度变化的速率（必要时）；

c）冻融：冻融次数、冻融的温度、持续的时间；

d）操作：操作时的温度和时间；

e）接触生物样本的工作人员：该人员需符合 4.1.7 要求中规定的，可以接触生物样本的工作人员；

f）意外事件：长期保藏过程中发生的意外事件、原因、过程及对样本产生影响。

4. 执行生物样本数据存储相关关键步骤的重要参数：

a）数据获得的时间：初次获取的时间、更新的时间、不能更新的时间。

b）数据的来源：人工输入，与本信息系统交互的另一信息系统。

c）数据的数量：某个时间点数据的数量，某些时间段数据数量的变化。

d）数据的准确性：记录不能更新时间节点后两个时间点的数据，比较两者的一致性。

e）数据的完整性：确定必须获取的数据，统计这些必需数据获取的比例。

f）数据的交互性：确定与样本库信息管理系统交互的其他信息系统，定期检查确定这些交互是否完好。

5. 需要配备适合的测量、监控和记录的工具或设备，并确定管理的人员。对于测量的设备，需要定期进行校准或检定，以保证测量值的准确性。对于监控的设备，应配备现场和远程的报警功能，对于记录的设备，应保证其记录可追溯。这些设备如果是需要供电的，需要制定最高等级的断电、防潮、防水容灾措施，并要制定并实施定期检查、检测这些容灾措施有效性的方案。

6. 正确的记录格式：时间的记录格式中日期可表示为 YYYY-MM-DD（如2018-04-25），时间可表示为 hh:mm:ss（如 04:26:55）。温度的记录需要有数值和统一的单位，单位可使用摄氏度（℃）。人员的记录宜使用可识别的全名签名。如

果使用代号，需要在标准操作规范或记录表单中具体说明人员和代号之间对应的
关系。

【标准条款】

> 7.7.4 生物样本库应记录和核实生物样本及相关数据的存储位置，任何时
> 候应确保每份生物样本和每次存储可被追溯。

【条款理解】

生物样本库应建立、记录和核实生物样本及相关数据储存和更新位置的程序
性文件和/或标准操作规范，宜通过样本库信息管理系统记录样本及相关数据的储
存位置，并可实现溯源。

记录样本及相关数据储存位置时，应同时关联该存储位置的存储条件。如果该
样本及相关数据有备份，也应关联其备份样本及相关数据具体的位置和存储条件。

自动化冰箱在样本出库后，原样本所占的位置会在样本库碎片整理时自动整
理到合适的位置，并将这些腾挪出来位置自动更新到自动冰箱的信息系统中，这
些位置用于储存新的样本。当样本及相关数据储存位置发生更新时，也应能详细
记录并能查询到这些更新。位置更新过程中可能对质量产生影响的因素也应记录
下来，包括位置更新开始的位置、时间和储存条件，位置更新的经过，位置更新
过程中的保存条件如温度、湿度，以及一同更新位置的样本、更新结束的位置、
时间和存储条件。位置（包括 7.3.2.4 中隔离的储存位置）更新也要将原位置上关
联的相关信息一起关联过来。

样本及相关数据出库后，以及样本出库后再入库，均要记录这些样本及相关
数据位置的变化。不要删除出库后样本原来存储的位置和存储条件的信息，可以
把这些信息储存在已出库的样本数据集中，作为已出库样本的档案文件备查。样
本出库后再入库，除了按照样本位置变化记录相关信息外，还需要记录样本出库
后再入库过程中对样本质量产生影响的因素，这些因素包括但不限于出库后样本
保存的温度、时间、运输条件等。

定期核查生物样本及相关数据记录的位置和实际存储位置的符合率：位置符
合率应作为样本库的质量指标进行管理。通过程序性文件或标准操作规范，建立
定期核实的方式、频率、抽查的比例，位置符合率的质量目标。位置核实的方式
可包括定期盘库（抽查）核实、出库时核实、位置变更时核实原位置。建立位置
核实的记录表单，记录每次核实的样本和相关数据，核实的时间，人员及结果（是
否符合）。发现生物样本及相关数据记录的位置和实际保存位置不符合，需要进行

纠正，并分析原因，必要时采取纠正措施和预防措施。

【实施案例】

某细胞库储存细胞样本时，要记录申请细胞储存的项目信息、储存细胞的数量、细胞的信息等，细胞资源管理员接到申请后对待入库的细胞进行位置分配。之后将对应的细胞放到对应的唯一位置，并做好记录。

细胞入库过程中，应记录入库储存的时间，并核对样本信息、位置信息等。

储存过程中，记录液氮补充的时间，定期监测储存容器的温度或液氮液位，形成记录以便追溯。

如果需要出库使用，应按照流程先进行出库申请登记，记录申请样本出库人员、出库时间、样本编号、样本位置、出库原因，同时记录处理方案、处理时间、处理人员等信息，处理后的细胞如果需要继续存储，需要再进行入库流程操作。

【标准条款】

7.7.5　储存地点和过程应被设计成能将污染风险降至最低，并能确保维持生物样本的内在完整性。

【条款理解】

1. 生物样本库的储存地点需要根据自身特点进行规划，符合标准、满足需求，进行合理分区，尽可能将污染风险降至最低；

2. 生物样本库的储存过程应设计合理完善，操作流程规范，质量控制体系完善，尽可能将储存过程中的污染风险降至最低；

3. 生物样本的储存，要充分保证样本的质量和完整性。

4. 生物样本库应合理划分功能区域，以确保不同等级的实验活动在相应的区域内进行。以下是常见的功能区域划分。

清洁区：指非样本接收、处理和检测、无污染的区域。工作人员在此区域活动时不用穿戴防护装备，包括办公区、生活区、会议室、资料室、卫生间等地方，为不易受生物污染的区域。

半污染区：指存在一定污染风险的区域。半污染区介于清洁区和污染区之间，工作人员在此区域活动时应穿戴好防护装备。

污染区：指存在较高污染风险的区域，主要为样本接收、处理以及检测的区域，是最容易遭受生物危害的区域。

【实施案例】

案例一

图 7-8 为某人类生物样本库平面图，整个空间划分为清洁区、半污染区和污染区三个主要部分。清洁区用于工作人员穿戴个人防护装备等准备工作；半污染区主要用于样本的储存；而污染区则是样本处理及检测的工作区域。

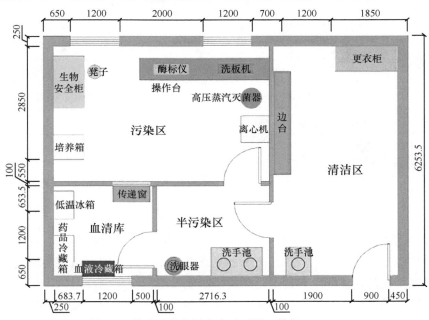

图 7-8　某人类生物样本库平面图（单位：mm）

案例二

某动物种质资源库（图 7-9）主要保藏动物血液、组织、核酸、细胞样本，不涉及高致病性病原微生物或人间传染物样本。

1. 动物种质资源库根据样本接收处理所需环境清洁程度划分为清洁区（包含耗材室、办公室）、污染区（解剖室、接收室、制备室、质检室、细胞制备室）和半污染区（包含超低温存储室、深低温存储室）。

2. 半污染区和污染区空间隔离，设有物理屏障和独立的新风系统避免交叉污染。半污染区位于实验大楼一楼，其他区域位于实验大楼五楼。其中动物血液、组织、核酸样本在独立的解剖室、接收室、制备室、质检室内完成制备操作，细胞样本在独立的细胞室内完成制备和质检操作。制备后的样本装于样本运输箱内转运至储存区。

3. 日常工作中要求人员在半污染区和污染区穿实验服、戴手套等防护装备。

清洁区大门常维持关闭，避免交叉污染。

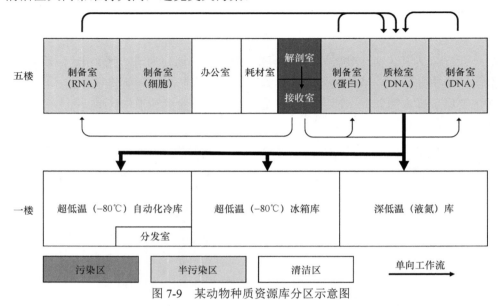

图 7-9　某动物种质资源库分区示意图

案例三　植物种质资源库

1. 低温种质资源库。由保存种子的冷库和种子入库前处理操作室两部分组成。冷库包括种质贮藏库和机房，一般是在砖混结构的建筑内用聚氨酯板搭建而成，聚氨酯板起保温隔气作用。通过机房的制冷除湿机组向冷库内输送冷气，并通过库内蒸发器设备进行除霜，从而使冷库常年处于恒定的低温低湿状态。前处理操作室包括种子接纳室、清选室、发芽室、干燥室、包装室和含水量测定室等。低温种质资源库又分为长期库和中期库，国际植物遗传资源研究所推荐的长期库贮藏温度为（–18±2）℃、相对湿度（RH）＜65%，种子贮藏含水量：一般作物为 5%～7%、大豆 8%，贮藏寿命可达 20 年以上。中期库贮藏温度（4±2）℃，相对湿度＜65%，贮藏寿命 5～10 年。

2. 试管苗保存库。由保存库、培养库和组培操作室三部分组成。保存库用于进行试管苗中短期保存，培养库用于扩繁组培苗。组培操作室用于对野外采集的种质材料进行灭菌脱毒等处理。保存和培养库的墙围结构需作保温处理，并通过制冷及除湿机组来维持库内温湿度的恒定，以满足种质培养和保存的要求。此外，保存库对通风换气条件要求较高，库内进口空气须是过滤无菌的。

3. 超低温保存库。指温度低于–80℃，主要通过液氮（–196℃）及液氮蒸气保存。采用成熟的超低温保存技术，将经过预处理的植物离体材料，放入装有防冻保护剂的密封冻存管中，置于液氮罐中进行长期保存。超低温保存库主要设施是液态氮罐和液氮储液塔，液氮罐是存放种质进行长期保存的地方，液氮储液塔是储存液态氮源，通过连接管道可随时向液态氮罐提供液态氮源，从而保证液态氮罐温度恒定维持在–196℃。存放液态氮罐的房间通风条件要好，液氮储液塔要建造在室外。

4. 基因工程材料及 DNA 保存库。保存特有、珍稀、濒危和野生的植物种质材料。基因工程材料的保存主要采用深度低温、液氮和冷冻干燥保存方法。其他基因工程材料如质粒、DNA、RNA、蛋白质和多肽等，通常用冻干保存就能达到很好的效果。用乙醇作为保存液，DNA 和 RNA 在低温条件下也能达到长期保存的目的。DNA 可采用超低温保存、–20℃的冻干保存和深度低温冰箱（–80℃）保存等方法。因此，基因工程材料及 DNA 保存库需配备液态氮罐和超低温冰箱（–80℃以下），另外可建–20℃的低温冷库。

【标准条款】

7.7.6 储存条件应符合 6.3 的要求。

【条款理解】

1. 基本要求

应确保为设备的使用和样本的储存提供充足并安全的空间，支持设备的正常运行，并为样本库的工作人员提供安全有效的工作环境。

应考虑当地自然状况和供电、液氮等的利用能力，规避潜在的自然灾害（如火灾、洪水、大风、地震、海啸等）造成的损失。

生物样本库的设施与环境应符合生物安全和生物安保的相关要求。

2. 承重及地板要求

a）生物样本库的建设应考虑场地承重，计算样本库的重力负荷，控制样本储存设备数量在安全范围内。

b）生物样本库的地板应与日常使用的设备和冷却剂相适宜。地板应便于清洁并方便设备移动。

3. 功能分区要求

a）生物样本库功能区域应满足其日常工作需求。宜包括但不限于接收/分发区域、制备区域、储存区域、质检区域、信息中心、综合办公区域、危险化学品保管区域和生物废弃物存放区域等。功能分区要求见 GB/T 39766—2021《人类生物样本库管理规范》附录 A。

b）必要时应对开展不相容活动的相邻区域进行有效隔离，包括热源区和无热源区、污染区和清洁区等。应采取措施避免交叉污染。

4. 温度和湿度要求

a）生物样本库室内空气质量应符合 GB/T 18883—2022《室内空气质量标准》要求，其中温度应控制在 16℃～28℃，相对湿度应控制在 30%～80%。

b）对温、湿度有特殊要求的设备存放区域，其温度和湿度应满足设备运行要求。

c）生物样本库温度和湿度应有相应的记录并定期审核复查。

5. 通风/换风要求

a）生物样本库应保证良好的通风/换风，防止潮湿及冷凝。

b）在使用冰箱和冷柜的区域应通风/换风，防止温度过高。

c）在使用液氮（罐）及干冰的区域，应有通风/换风和监测设备以保证氧气含量。

d）如产生具有潜在危害的挥发物，其通风/换风应按相关法律法规要求处理，保证人员安全。

6. 照明要求

a）使用工作照明时应考虑光源是否影响样本质量或储存条件，在冷冻样本附近宜使用荧光灯或其他冷光源。

b）光照强弱和类型应根据储存条件、操作要求、样本的体积和类型、条码/标识系统等确定。

c）生物样本库应配备应急照明设备和紫外照明设备，并定期检查，做相应记录，必要时进行更换。

7. 供电保障要求

a）应保证生物样本库用电安全。

b）生物样本库应配置备用电源，并遵循 GB 50052—2009 第 4 章的要求。

8. 消防系统要求

a）生物样本库的消防系统应遵守 GB/T 31540.4—2015、GB 15630—1995 的要求。

b）接收/分发区域、制备区域、储存区域、质检区域、信息中心、危险化学品保管区域和生物废弃物存放区域等不宜用水灭火的区域，应配置无水阻燃灭火器，并定期进行检修和维护。

9. 供排水系统要求

供排水系统建设应遵循 GB 50015—2019 的要求和生物安全二级实验室（见 GB 19489—2008）供排水系统的要求。

10. 安保要求

a）应配备门禁系统，保持受控状态，仅对授权人员开放，并记录所有进出生物样本库人员的信息。

b）应配备合理的安全系统，以确保储存样本和数据的安全性。

c）应建立监测和报警系统，并确保正常运作。

d）应配备紧急冲淋器及洗眼器。

以上均可参考 DB11/T 2065—2022《临床生物样本库基本安全要求》和 WS 233—2017《病原微生物实验室生物安全通用准则》。

【标准条款】

> 7.7.7　生物样本库宜按规定的程序和周期定期清点库存。

【条款理解】

生物样本库宜建立、成文并实施清点库存程序，定期抽样/全部核查信息系统的储存情况与实际的一致性，包括：样本总数、各种类型样本的例/份数、储存位置与空间，以及出入库记录。

【实施案例】

生物样本库宜按照规定程序和周期（每月、每季度或每年），定期清点库存，清点内容包括样本出入库信息、样本信息、储存设备、位置信息等，如表 7-22 所示。

表 7-22　××医院生物资源中心库存样本核查记录表

①储存设备使用情况统计			
储存设备	使用率/%	剩余/%	备注
②_____医院生物资源中心所有样本统计			
类型	团队1	团队2	团队3	团队4	合计
合计					

续表

③ _____ 医院生物资源中心所有出库样本统计及样本使用率

类型	团队1	团队2	团队3	团队4	合计
合计					
样本总数					
使用率					

④样本核查记录表

存储设备编号	冻存盒编号	冻存盒所在储存位置	是否可批量扫码	随机抽查冻存管位置	核查结果	采取措施
					整盒实际管数： 信息系统管数： 位置是否一致： 是□ 否□	
盘库员：					日期：	
中心主任：					日期：	

注：当随机抽查的冻存盒底部批量扫码3次不成功时，可抽查其中2个位置的冻存管核对信息替代。

【标准条款】

7.7.8 适当时，生物样本库应建立、成文并实施程序，使患者/供体能行使撤回生物样本及相关数据储存和使用的知情同意的权利。

【条款理解】

生物样本库应建立关于"撤销知情同意"的相关程序文件。

对于供体为非人类的样本，样本库应与样本提供者协商撤回程序。

【实施案例】

案例一

研究参与者或得到授权的代理人可以在任何时候撤销样本捐赠的知情同意。撤销知情同意可以通过口头联系或者邮寄书面撤销要求给与之签署知情同意的临床医生或生物样本库工作人员。

收到知情同意撤销要求并确认后，应停止使用与已经撤销知情同意研究参与者的所有相关样本，追回所有已经分送出去但未被使用的样本，确保与撤销知情同意相关的所有样本按照样本销毁的标准流程进行销毁，包括衍生的样本。停止采集与撤销知情同意相关研究参与者的一切信息，确保信息系统内与撤销知情同意相关的所有数据得到删除，包括备份的数据，确保使用撤销知情同意相关样本的研究人员删除相关的数据。记录样本销毁和信息删除，保留撤销知情同意相关的记录，告知研究参与者或者得到授权的代理人已经完成撤销知情同意的工作。图 7-10 提供了知情同意撤销履行告知书示例。

知情同意撤销履行告知书

尊敬的＿＿＿＿＿＿，

您提出的撤销知情同意书要求已经履行。您的所有样本已经销毁，与样本有关的所有信息已经删除，不会泄露任何有关的个人隐私信息。

生物样本库已经不再存有任何您的样本和信息。同时撤销知情同意书不会对您造成任何不良影响。如果您有任何疑问，您有权向我们提出问题(请致电:XXXX-XXXXXXXX)。

XXXXXXXXXXXX 生物样本库

年 月 日

图 7-10 知情同意撤销履行告知书

案例二

干细胞样本包括人类来源和动物来源，制备人类来源的干细胞样本之前需要使患者/供者完全知情其捐赠样本的去向及使用目的，且在可能的情况下，使患者/供者知晓其在一定条件下具有撤回生物样本及相关数据储存和使用的权利。动物来源的干细胞样本参考案例三。

案例三

某动物种质资源库是发改委批复建立的国家级资源保藏库，其主要职责是保藏我国重要生物资源。故自样本库建立之初开始，样本库与样本提供者协定①样本库有权对所有入库样本主动备份，即每份样本至少一式两份储存。②样本库有权拒绝所有用户使用备份样本，即样本库内至少保存一份样本。③对于备份样本外的样本，提供者有权行使撤回程序。撤回程序包含样本提供者提出撤回申请、库主任审核、管理员出库样本、运输，填写"动物种质资源库样本撤回记录表"（表 7-23）。其中撤回审核必须由样本库最高管理者审核同意，审核前需核实申请人是否是提供者、库中是否有备份样本。撤回的实体样本数据不删除，保留所有样本信息及撤回操作记录。

表 7-23　动物种质资源库样本撤回记录表

1. 撤回申请（申请人填写）			
申请理由			
申请人		申请日期	年　月　日
样本基本信息			
库号（可另附表）			
建议撤回方式方法			
2. 撤回审核（库主任填写）			
库号	提供者	余量	是否有备份
			□是　□否
			□是　□否
申请人是否是提供者	□是		
	□否		
是否同意撤回	□是　同意撤回，保留备份样本		
	□否　　理由		
库主任（签名）		审核日期	年　月　日
3. 撤回记录（管理员填写）			
库号	位置信息		是否撤回
			□是　□否
			□是　□否
异常情况			
管理员（签名）		撤回日期	年　月　日

第八节　生物样本及相关数据的质量控制

【标准条款】

> 7.8　生物样本及相关数据的质量控制
>
> 7.8.1　总则
>
> 7.8.1.1　生物样本库、提供者、接收者或用户应识别影响生物样本及相关数据质量的关键处理步骤。生物样本库应据此建立、成文并实施质量控制（QC）程序。
>
> 7.8.1.2　生物样本库应提供满足要求的生物样本及相关数据，并应规定生物样本及相关数据至少所需的 QC 程序或其部分。珍稀生物样本、既存生物样本及相关数据，或 QC 程序导致生物样本耗尽时方可例外。

注："既存生物样本及相关数据"是指生物样本库在实施本标准前获得和接收的生物样本及相关数据。

7.8.1.3 上述 QC 程序应符合下列要求：

a）根据已验证的技术制定并满足预期要求；

b）定期更新；

c）确保尽可能满足提供者、接收者或用户需求。

【条款理解】

本条款对生物样本库应实施的生物样本及相关数据的质量控制（QC）提出总体要求，规定样本库应建立并制定文件化 QC 程序，对生物样本及相关数据的 QC 过程进行规范管理并保留所有相关记录，以证明生物样本及相关数据满足要求。

生物样本库工作人员、生物样本及相关数据提供者（样本采集、收集和运送等工作人员，分发人员）、接收者（样本收集人员，样本库接收人员）或用户/使用者都应尽可能全面地识别会影响生物样本及相关数据质量的关键步骤（具体如生物样本及相关数据的采集、运输、接收、处理、储存与分发等过程中所有的质量控制参数），生物样本库应针对这些关键步骤建立好、制定好、宣贯好、实施好文件化的 QC 程序。

当然，对于珍稀生物样本、2018 年标准出台前获得和接收的生物样本及相关数据，或者对于那些实施 QC 程序后会导致生物样本消耗殆尽时，QC 工作要求可以不做严格要求。

生物样本库在建立 QC 程序时，应按照经过方法学验证的技术来制定，并确保能满足预期目的；文件化 QC 程序定期评审并更新，确保 QC 程序尽可能满足生物样本及相关数据提供者、接收者或用户/使用者的需求。

【标准条款】

7.8.2 质量控制过程

7.8.2.1 生物样本库应建立、成文并实施程序，规定覆盖生物样本保藏全过程的 QC 活动，并包括符合既定规范的 QC 准则，以证明生物样本及相关数据能满足预期要求。

7.8.2.2 QC 应按既定的时间间隔执行，生物样本库应保留 QC 活动和结果的信息记录。

7.8.2.3 应分析 QC 数据。如不能满足既定的准则，应采取措施控制无效数据报告和/或不合格生物样本及相关数据的分发。

7.8.2.4 生物样本库应确保将识别出的问题清晰记录并传达给接收者/用户。在生物样本及相关数据分发过程中，接收者/用户决定是否接收已书面告知存在问题的生物样本及相关数据。

7.8.2.5　当有明确要求时，生物样本库应确保向接收者/用户提供 QC 结果。

7.8.2.6　应定期分析 QC 结果的趋势，作为持续改进过程的输入。

7.8.2.7　生物样本库应记录所有附录 A 中描述的过程的相关数据。

7.8.2.8　作为 QC 系统的一部分，生物样本库宜有适宜的质控品（如内控品），应定期检测生物样本库选用的质控品以评估这些生物样本的重要质量特性，包括稳定性、处理方法的性能和 QC 程序的准确度/精密度。

7.8.2.9　生物样本库应使用能提供客观证据的方法（可获得并适当时）以证明生物样本质量（如处理或检测结果）的可比性，这些方法包括相关的外部质量评价（EQA）计划、能力验证计划，室间比对，或生物样本库自行建立的方法，包括使用以下物质：

a）有证参考物质，如可能，由符合 ISO 17034 的生产商生产的参考物质；

b）之前测试过的样品；

c）之前与其他生物样本库分享的样品；

d）EQA 计划中常规测试的质控品。

7.8.2.10　如生物样本库参加室间比对计划，当其未满足预定的评价准则时，应监控室间比对的相关结果并实施和记录纠正措施。

【条款理解】

生物样本库应实施覆盖生物样本及相关数据保藏（采集、运输、接收、处理、储存与分发等）全过程的 QC 程序，该程序应包括符合规范要求的质量控制准则，规定生物样本保藏过程中时间、温度、人员和环境监管链的控制要求、外部服务供应的管理要求、方法的验证、仪器设备的性能验证、质量控制项目指标的合格标准和相关数据的合法性、准确性、完整性、一致性的评价标准，以证明生物样本及相关数据能满足预期要求。

生物样本库应根据生物样本及相关数据保藏实际情况，定期（时间间隔可自行规定，但要有科学依据）执行合适的质量控制项目[如抽样检测、外部质量评价（EQA）或能力验证（PT）/实验室间比对等]，并保留质量控制活动过程和结果的相关记录，记录内容包括但不限于执行人员、执行时间、执行的质量控制项目、质量控制项目的方法或内容、质量控制结果、结果总结分析等。

在实施 QC 程序过程中，生物样本库应记录与生物样本及相关数据保藏过程中所有相关数据，并对质量控制数据、结果进行分析。如质控数据不能满足既定的 QC 标准要求，应根据出现的问题进行原因分析，并采取措施控制问题数据报告和/或不合格生物样本及相关数据的分发，包括应将所识别的问题书面传达给接收者/使用者。

生物样本库要定期分析 QC 数据及其趋势,只要有趋势改变就应该积极采取措施进行持续改进,确保 QC 满足标准要求。

当合同或者利益相关方有明确要求知晓 QC 数据时,生物样本库应向接收者/使用者提供质量控制结果。

生物样本库应保留生物样本保藏全过程(ISO 20387:2018 标准附录 A 描述的全部内容)质量控制数据、结果的分析过程、分析结果和处理措施的相关记录。

生物样本库可以依据各自实际情况,按照生物样本保藏过程中某物质的固有特性选择恰当的物质制备成均一性和稳定性符合要求的室内质控品,样本库工作人员在处理生物样本的同时,定期检测该质控品以评估生物样本的重要质量特性,包括稳定性、处理方法的性能和 QC 程序的准确度/精密度。

生物样本库可以通过参加 EQA 计划、PT 计划、实验室间比对等活动获得第三方评价合格证书,或使用生物样本库自行建立的方法(如使用有证标准物质;之前测试过或应用过的样本;之前与其他样本库共享过的样本;EQA 计划中分装出来的质控品等)提供客观证据,以证明样本库提供的生物样本质量(如处理或检测结果等)或服务质量符合标准要求,与其他同样符合标准要求样本库提供的生物样本及其服务具有可比性。

应对生物样本库参加的室间比对结果进行监控和分析,当 EQA/PT 成绩未满足预定的评价要求时,应实施纠正措施并记录。

【标准条款】

> 7.8.3　数据的质量控制
>
> 7.8.3.1　生物样本库应确定能够影响生物样本质量的关键数据,且至少对这些关键数据建立、成文并实施 QC 程序。
>
> 7.8.3.2　生物样本库应明确 QC 实施的类型和频率。QC 应注重数据的准确性、完整性和一致性。

【条款理解】

生物样本库应对能够影响生物样本质量的关键数据进行监控和管理,数据 QC 程序至少应包括生物样本及相关数据保藏过程中的时间、温度、人员、环境、外部供应服务、方法、仪器传输参数数据,以及后续使用生物样本时满足最低要求的生物样本附属信息,包括但不限于研究数据、表型数据、临床数据、流行病学数据。明确质量控制实施的类型(关键参数如数据传输准确性的核对、备份数据的一致性核查、抽样检查样本数据的完整性等)和频率。

【实施案例】

样本库应建立覆盖生物样本保藏全过程（如生物样本及相关数据的采集、运输、接收、处理、储存与分发等）的文件化 QC 程序，内容涵盖满足标准要求的质量控制判定规则、实施质量控制类型[如参加 PT/EQA 活动、定期抽样检测（表7-24、表 7-25）、数据质控（表 7-26）、人员比对（表 7-27）、方法比对、仪器比对、留样再测、室间比对（表 7-28）等]和频率，并维持所有质量控制过程的记录。

表 7-24 细胞质量控制记录表

表格编号：×××

样本编号	采集日期	冻存日期	检测日期	检测方法	细胞数	细胞活性	操作者
	附： 检测数据原始报告　　张						

表 7-25 核酸质量控制记录表

表格编号：×××

样本编号	采样时间	冻存时间	样本类型	提取样本量	提取方法	核酸 RNA	核酸 DNA	溶解体积/μl	样本浓度/（ng/μl）	样本纯度 $A_{260/280}$	样本完整度 RIS 值	样本完整度 RIN 值
操作者				日期								

表 7-26 数据质量控制记录表

表格编号：×××

序号	质控数据类别	质控数据数量	质控规则数量	准确性		完整性		一致性	
				错误数量		错误数量		错误数量	
				错误占比		错误占比		错误占比	
				错误数量		错误数量		错误数量	
				错误占比		错误占比		错误占比	
质控操作人			日期						
质控审核人			日期						
附： 数据质控原始报告　　张									

表 7-27 人员比对记录表

表格编号：×××

比对日期	
项目名称	

续表

比对人员	
试验方法	
比对指标	
相关仪器	
相关试剂	

比对结果				
比对人员＼样本编号	人员 A：	人员 B：	人员 C：	符合率
样本 1				
样本 2				
样本 3				
样本 4				
样本 5				
判断标准	以 A 为标准，其他人员分别与之比较			
结论				
记录人		日期		
审核人		日期		

【附原始记录　　张】

表 7-28　实验室间比对记录表

表格编号：×××

参与比对实验室	组织方：		比对方：	
比对日期				
比对样本				
比对项目				
检测方法				
相关仪器				

比对结果			
比对实验室＼样本编号	实验室 A：	实验室 B：	符合率
样本 1			
样本 2			
样本 3			
样本 4			
样本 5			
判断标准			
结论			
记录人		日期	
审核人		日期	

【附原始记录　　张】

第九节　方法的确认和验证

【标准条款】

> 7.9　方法的确认和验证
>
> 7.9.1　总则
>
> 生物样本库执行生物样本生命周期中的任何关键活动时，应遵循本准则 7.9.2 和 7.9.3 的相关要求，使用经过确认和/或验证的方法。

【条款理解】

生物样本库在执行生物样本全生命周期的所有保藏活动（如采集、处置、运输、制备、储存、分发和测试等）时，均应按照标准方法、经确认和批准的非标准方法或由提供者/使用者或用户指定的经过验证的方法进行。

标准方法是指已发布的国际标准、区域性标准和国家标准。

非标准方法是指样本库自建方法或被样本库选定的其他方法（如由知名的技术组织或有关科学文献和期刊公布的，或国际、国家、地区推荐的，或由设备生产厂家规定的方法）。

生物样本库在引入标准方法之前，应验证这些标准方法，以使能正确地运用这些标准方法，验证不仅需要识别相应的人员、设施和环境、设备等，还应通过试验证明结果的准确性和可靠性，如验证精密度、线性范围、检出限等方法特性指标，必要时可进行实验室间比对。生物样本库验证计划示例见表 7-29。应保存验证记录。

对于公认的并在医学实验室常用的样本处理标准方法，生物样本库可以简化验证流程或者直接应用。

非标准方法和超出其预定范围使用的标准方法（如改变温度、加样体积、样本类型等）以及经过扩充或修改的标准方法，必须由生物样本库或者相应部门确认这些方法能满足预期要求。

【标准条款】

> 7.9.2　确认
>
> 7.9.2.1　当生物样本库为关键活动提供/应用方法时，生物样本库应确认这些方法可满足预期要求。当由生物样本库来进行确认时，生物样本库应记录并按规定的时间保留获得的结果、确认的程序以及该方法是否满足要求的声明。

7.9.2.2 确认应尽可能广泛，并通过提供客观证据（以性能特征的形式）来确认预期用途的具体要求已得到满足。

7.9.2.3 当对已确认的方法进行更改时，应记录这些更改的影响，适当时应进行新的确认。

【条款理解】

方法确认是对非标准方法、生物样本库自己建立的方法、超出预定范围使用的标准方法或修改的标准方法，确认在本生物样本库条件下是否合理有效、科学可靠使用的过程。方法确认可以通过以下途径实现：①使用参考标准或标准物质进行校准或评估偏倚和精密度；②对影响结果的因素进行系统性的评审；③通过改变控制参数检测方法的稳健性，如恒温箱温度、加样体积等；④与其他已确认的方法进行结果比对；⑤生物样本库之间比对；⑥根据对方法原理的理解和抽样或检测方法的实践经验评定测量结果不确定度，确信误差大小不会影响预期用途和应用要求。确认工作完成后应当出具报告，并经审核、批准。

方法确认应有文件化程序和相应确认检测结果记录，当修改已经确认过的方法时，应确定这些修改的影响，如果影响到原有的确认，应重新进行确认。

【标准条款】

7.9.3 验证
7.9.3.1 生物样本库应对未经修改的确认方法在使用前进行验证。
7.9.3.2 生物样本库进行的验证应通过获取客观证据（以性能特征的形式）来确认该方法的设置标准已得到满足。
7.9.3.3 生物样本库应记录用以验证的程序和获得的结果。

【条款理解】

样本库在开展常规生物样本保藏活动前，应由生物样本库对未加修改而使用的已确认的检验程序进行独立验证。

验证时机：新方法/程序常规应用前；任何严重影响程序分析性能的情况（仪器重大故障、搬迁、环境和设施失控）发生后，在程序重新启用前对受影响的性能进行验证；现有程序的任一要素（仪器、试剂、校准品等）变更，应重新进行验证。

验证评价：①对执行新方法所需的人力资源的评价，即检测、校准人员是否具备所需的技能及能力，必要时应进行人员培训，经考核合格后上岗；②对现有设备适用性的评价，是否要补充新的标准仪器或标准物质；③对物品制备，包括前处理/处置、保存/存放等各环节是否满足新方法要求的评价；④对操作规范、不确定度、原始记录、报告格式及其内容是否适应新方法要求的评价；⑤对设施和环境条件的评价，必要时进行验证；⑥对新方法正确运用的评价，当旧方法需要变更时，应对新旧方法进行比较，尤其是差异分析与比对的评价；⑦按新方法要求进行两次以上完整模拟检测、校准，出具完整结果报告。

　　方法验证应有文件化程序和相应验证结果记录。生物样本库验证计划示例可参考表 7-29。

【实施案例】

表 7-29　生物样本库验证计划示例

用 CPT 试管分离活的外周血单个核细胞（PBMC）并在自制低温保存介质中进行渐进式冷冻 目的：建立淋巴母细胞样细胞系并进行基因表达检测	百日咳杆菌培养和−80℃甘油冷冻 目的:上清再培养及溶血活性检测
适用性 明确利益属性 明确实验计划和验收标准	
利益属性： 产量 ≥1mmol 细胞/ml 血液 冻融后活性 活性≥80% 冻融后 RNA 完整性 RNA 完整性测量（对应 28S:18S rRNA 比值≥1） 处理 3 个不同献血者的血液 检查以上属性	利益属性： 冻融后复苏 复苏≥80% 冻融后溶血活性（外部提供者） 在过滤过的培养上清中人溶菌酶≥30 U/ml 活性 处理 3 株不同的百日咳杆菌 检查以上属性
重现性 明确捐赠者/收集的数量 明确生物材料的数量 明确要测试的属性（如果是定量属性，则为测量单位） 明确 CV%验收标准	
3 位捐赠者 每位捐赠者 3 管血 利益属性： 产量（PBMC 数量，捐赠者内部 CV＜30%） 冻融后复苏（PBMC 数量，捐赠者内部 CV＜15%） 处理血液，分离 PBMC 执行测试 计算每位捐赠者的 CV	3 株菌株 每株菌株 3 个培养瓶 利益属性： 冻融后复苏（菌株内 CV＜10%） 溶血活性（菌株内 CV＜20%） 处理培养的菌株，测量在过滤的培养上清中的人溶菌酶活性，计算冻融后复苏 计算每株菌株的 CV

续表

稳健性	
明确稳健性参数　对每一个参数：	
明确要比较的条件	
明确要测试的属性（如果是定量属性，则为测量单位）	
明确要比较的生物材料	
明确要应用的统计检验	
明确验收标准	
参数：离心前条件（室温）	参数：培养基成分[$OD_{600}=1$]
1h（基线）	霍尼布鲁克氏培养基
8h	霍尼布鲁克氏培养基加酪氨酸
24h	霍尼布鲁克氏培养基加酵母膏
48h	三株菌株，每种培养基中各有两个锥形瓶
两位捐赠者，每位 8 管血（每个时间点一式两份）	冻融后复苏（对每一株菌株）；方差分析，$p<0.05$
冻融后活性（对每一位捐赠者）；方差分析，$p<0.05$	人溶菌酶活性（对每一株菌株）；方差分析，$p<0.05$
基因表达谱；PCA 按供体分类而不是按时间分类	
均一性	
明确是否要评估小份间和/或小份内的均一性	
明确生物材料的数量，每种生物材料的小份数，每个小份潜在的分数数量	
明确要测试的利益属性，以及每个小份的重复次数	
明确足够均一性的统计测试和验收标准	
小份间均一性	小份间均一性
3 种生物材料，均等分成小份（通常每种材料 3 到 6 份），每小份再一式三份	3 种生物材料，均等分成小份，每小份再一式三份
冻融后活性	冻融后复苏
按处理顺序绘制等分试样图，查看趋势	按处理顺序绘制等分试样图，查看趋势
单向方差分析	单向方差分析，$p<0.05$
条件，$S_{\text{repeatability}}/\sqrt{n_{\text{al}}}<u_{\text{target}}$	
$S_{\text{inhomogeneity}}=\max[\ (M_{\text{between}}-M_{\text{within}})\ /3,\ 0]$	
$S_{\text{inhomogeneity}}<u_{\text{target}}$	
稳定性	
明确稳定性研究的类型	
明确要比较的稳定性条件	
明确要进行比较测试的属性	
明确稳定性的统计测试和验收标准	
在干冰中运输稳定，最长可达 15 天	长期稳定在−150℃，最长达 10 年
经典（非等时）	等时
实时（非加速）	实时
运输（非长期）	长期
第 0，5，10，15 天	第 0，1，2，3，……，10 年
冻融后活性	冻融后复苏
两种生物材料，每个时间点一式三份	人溶菌酶活性
线性回归，斜率不等于 0 的 t 检验	2 株菌株，在每个时间点一式三份
与接受范围相比，例如 5%	相对于在参考温度下储存的生物材料的显著变化的方差分析
	与接受范围相比，例如 5%（复苏），10%（人溶菌酶）

第十节　信息和数据管理

【标准条款】

> 7.10　信息和数据管理
> 7.10.1　生物样本库应明确与生物样本有关的必要的信息和数据，并应有信息系统用于生物样本的追溯。生物样本库应支持信息和数据的交互性。

【条款理解】

尽管日常工作中对数据和信息不做区分，但二者既存在差异，又相互关联。简言之，数据是反映客观事物属性的记录，数据经过加工处理成为信息。比如，人的体温 37℃，其中 37 是数据，而体温是信息。所以，数据是信息的表达形式，而信息是解读数据的方式。就生物样本库而言，信息和数据是描述生物样本的生物特性和/或相关特征的必要组成部分，主要来源于三个方面：生物样本在采集、处理、保藏等行为活动中被记录的，临床表型与样本捐献者和/或生物样本相关的，以及生物样本应用后所获得的结果数据。这些信息包括但不限于研究数据、表型数据、临床数据、流行病学数据、样本采集数据和生物样本处理过程所得到的数据。

在采集生物样本之前，首先应了解与采集相关的信息和数据，并基于获得的信息和数据对采集生物样本的关键因素进行规划和确定，比如采集样本的时间点、采集对象、采集频率和采集的样本类型等，这些都是生物样本库管理信息和数据的重要目的，也是设计生物样本采集方案的重要内容。采集相关数据应首先满足生物样本预期使用目的，确定生物样本的数据范围、内容和标准，为获取相关数据以及监测其质量控制提供依据。

但是，信息和数据不仅是通过记录就可应用的，还需遵循数据规律并结合信息化管理技术要求，使得信息和数据具备可用性，这是管理信息和数据的技术规范和内容。需采用特定的方式方法将涉及样本生物特性和/或流程相关数据注释到相应生物样本，规范化地描述生物样本的生物和管理属性，才能应用信息管理系统功能，高效和准确地实施搜索以获取满足搜索指标的生物样本，或快速溯源该生物样本所涉及的各种活动轨迹。例如，我们针对生物样本从采集到入库过程中，将其在各个环节上所花费的时间点记录并注释到生物样本，标记其完成流程所用的时间。可帮助查询从采集到储存花费的时间能够控制在 2h 之内的生物样本；或找到超出 2h 的生物样本；或查出是因运输时间导致超时的生物样本，还是因样本处理后没有及时入库保藏导致的超时。因此，记录和应用信息和数据、注释样本捐献者或生物样本，以及符合应用需要的信息管理系统，这三者是生物样本库管理信息和数据关键元素，也是实现生物样本库溯源性的根本保障。

交互性指的是在生物样本库所有活动过程中记录的信息能够相互交流和统一，如生物样本采集、制备/处理、储存、质控、分发、弃用子系统信息能够统一。生物样本库的信息系统不但要与使用者通过信息和数据进行交互活动，例如，当使用者点击页面上一个链接时到达一个新的页面获得与此相关信息，同时也需要与外部其他信息系统进行必要的信息和数据交换以保证信息的交互性。这是提高运行管理效率和服务能力的必要保障。生物样本库信息系统可以通过约定的协议、不同技术方式与其他数据库进行数据交换，如格式化数据文件、数据库视图、Web Service、JSON 接口等方式，建立患者在生物样本库中的样本信息与该患者的临床检验数据（LIS 系统）之间建立交互性，有助于及时更新临床检验信息以及被检测的生物样本信息。

【标准条款】

> 7.10.2 生物样本库应明确系统未来能承载的容量,确保其能满足进一步添加和/或处理与生物样本相关的信息和数据。

【条款理解】

除上述管理内容之外，信息和数据管理还应基于预期保藏规模以及拟储存和/或需处理的数据范围、内容及类型及数据量等相关因素来确定其系统需要承载的最大容量和技术性能，以保证样本库的信息系统可承载所需不断添加和处理与相关信息和数据的积累。另外也要明确长时间的积累，尤其是不断增加的各种相关编码的应用。应确定这些信息不会对信息系统的容量或者其他方面产生不利影响，尤其是要考虑可能来自其他数据库数据量，比如附件和/或图片的添加方式。所以，应基于预计的数据总量的规模，评估采用足以承载信息系统正常运行的数据库和服务器。

如前所述,生物样本捐献者和样本都需要在信息系统内分别建立唯一性标识，这是保障溯源性的必要前提。因此，在设计和设定样本和样本捐献者（患者或健康者）唯一标识时，也要充分考虑和规划未来样本捐献者数量以及其样本数量的增加。比如，样本编码如采用 6 位数，即 000000-99999，也就是最大是 100 万生物样本，还要考虑过程中可能会废弃使用一些标识，当编码数量上升到 100 万，信息系统可能因为编码已达最大数而无法继续承载运行。因此，采用 mm-yyyy-000001-mm-yyyy-99999 记录时间方式，每个月的样本数量就不可能超过 100 万，而下一个月份就会自动更新编码序列，因此信息系统也不会出现编码溢出（编码数封顶）的风险。这种风险，尤其在多中心资源构建中要充分考虑和规划多出采集计划的生物样本数量，要在编码设计时充分提前考虑与设定。

【标准条款】

> 7.10.3　当信息系统用于生物样本库活动时，应有计算机系统的软件、硬件和数据库的安装、变更和使用程序。该程序应至少包括保护数据的完整性、安全控制和备份系统，防止数据的丢失或损坏。

【条款理解】

生物样本库在使用信息系统管理生物样本保藏活动时，应注意到信息系统并不只是工作人员日常所见的业务操作软件，而是用于管理样本保藏行为活动过程中、一个由软件系统和硬件设备共同组成的计算机系统。一般来说，一套网络化应用的信息系统至少会包括客户端、网络和服务器三个部分，在客户端和服务器中除了硬件设备，还会安装必要的基础软件（如操作系统、数据库系统、中间件系统等）和业务操作软件，以支持各项业务功能的正常使用。服务器根据其在系统中的功能又可以进一步划分为数据库服务器、应用服务器、管理服务器等。计算机系统存在物理损毁、运行故障、软件 Bug、非法入侵等潜在技术风险，这些风险会给生物样本库管理过程和结果的公正性、合约执行原则和信息安全等带来巨大影响。因此，生物样本库的管理应针对其使用的计算机系统（软件、硬件和数据库）建立文件化的安装、变更和使用程序，在程序中充分考虑采用必要的技术和管理手段来保证系统功能运行的正确性、数据完整性、一致性和数据安全性，防止数据的丢失或损坏或非法访问与使用。建议建立信息系统安全等级保护制度并进行必要的外部评审。

服务器储存数据（储存原始以及修改更新的数据）的数据库，管理数据的使用程序（也就是通常所说的软件），数据库和使用程序需要合适的运作系统环境，也就是硬件系统。这些数据库修改的基本保护措施是计算机系统必有的基本特性和要求。备份数据库的主要目的是及时保存数据的副本，以防各种因素导致数据受损或丢失，是为了保证数据的一致性和完整性，消除系统使用者和操作者的后顾之忧。

数据库备份要按照制度定期备份，并将备份储存于另外一台作为备份媒介的计算机（通常是服务器）上，而不是在样本库信息系统的服务器上。数据备份采用自动化方式；可考虑每次备份多个拷贝；也可考虑采用异地备份方式。

此外，应保证信息系统电源不间断（如双路供电、加装 UPS）。

【标准条款】

> 7.10.4 生物样本库应按合同协议规定提供访问所需数据和信息的服务。

【条款理解】

生物样本库信息系统除了满足自身内部运行管理需要，还应按照合同/协议约定向用户提供访问其所需数据/信息服务的能力，要以容易操作的方式为使用者提供友好的应用界面和操作流程。提供数据和信息服务的方式有多种。其中，按照约定协议设置相应的访问权限，允许其他用户访问生物样本库的信息系统或者实现多个数据库之间的信息互动而建立的交流平台，这是最基本也是最有效的提供访问数据和信息的服务方式。设置访问权限的原则基于约定，需建立相应的管理制度，以明确服务范围和允许访问的内容限制。

【标准条款】

> 7.10.5 生物样本库宜向利益相关方提供访问可利用的生物样本目录的途径。

【条款理解】

生物样本库建立和管理的目的是为利益相关方提供服务，包括查询、汇集，提出各种相关申请（储存，使用等）和/或报告。生物样本库信息系统应在确保信息安全、供体隐私安全、公正性的前提下向利益相关方提供生物样本资源检索服务，便于利益相关方能够快速查找、定位，以及能满足其使用需求的生物样本及相关数据。所有相关服务需要设定安全、有效和满足访问者需要的访问路径，同时应提供便于访问的方式和内容目录等便利方法。

从访问途径而言，生物样本库中的数据访问方式在不同的场景下会有所不同，主要取决于数据的安全性需求、访问控制和网络环境。以下是在接入内网、外网以及不联网情况下的生物样本库数据访问方式。

1. 内网访问

内网访问是指在受限的局域网络环境中进行数据访问。通常，只有位于机构内部网络的授权用户或设备可以访问生物样本库数据。在内网环境下，访问者可以通过内部网络连接到生物样本库的数据库或服务器。这通常需要通过机构内部网络或虚拟专用网络（VPN）进行访问，同时需要进行身份验证和授权才能获取数据访问权限。

2. 外网访问

外网访问是指在公共互联网环境中进行数据访问。通常涉及远程用户、合作伙伴或特定授权的外部人员对生物样本库数据的访问需求。为了安全考虑，外部访问通常会设置更严格的访问控制和安全协议。可能会使用安全套接层（SSL）/传输层安全性协议（TLS）进行数据加密，同时使用虚拟专用网络（VPN）、双因素身份验证等安全措施来确保数据传输的安全性。远程用户通常需要经过严格的身份验证和授权才能访问数据库或数据存储系统。

3. 不联网访问

有时为了保护生物样本库数据的安全性，特别是对于高度敏感或机密的数据，可以选择将数据库完全隔离于互联网之外，不联网。在不联网的情况下，访问数据需要直接物理接入生物样本库所在的设备或系统，例如在机构内受到物理安全控制的机房或计算机。只有经过授权的人员才能获得访问权限，可能需要使用专门的身份验证方法（如生物识别技术或智能卡）来访问数据。

总而言之，在不同的场景下访问生物样本库数据，都需要考虑安全性、身份验证、授权管理以及数据传输的加密保护，以确保数据的保密性和完整性。

【实施案例】

某细胞资源库建立了资源库的门户网站，网站上发布了可利用的细胞类型及每个细胞类型的相关信息列表，并为相关利益方提供了细胞资源获取的途径和流程，以及过程中所需要的流程文件，如图 7-11～图 7-13 所示。用户通过官方网站

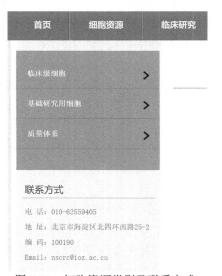

图 7-11   细胞资源类别及联系方式   图 7-12   细胞资源列表

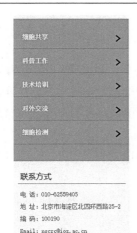

细胞共享 ＞

科普工作 ＞

技术培训 ＞

对外交流 ＞

细胞检测 ＞

联系方式

电　话: 010-62559405

地　址: 北京市海淀区北四环西路25-2

编　码: 100190

Email: nscrc@ioz.ac.cn

细胞共享流程

细胞资源共享

基于目前广大用户对细胞资源的需求, 国家干细胞资源库搭建了细胞资源共享平台, 以满足用户对于细胞系的各类筛选需求。我们建立了系统的共享流程以及完善的文件管理体系, 已先后向几十家科研单位、医院、企业等签署了干细胞资源及技术共享合作协议, 提供千余批次细胞资源, 有力支撑了从基础科研到临床转化的多个项目。

细胞共享服务流程

国家干细胞资源库拥有完善的质量管理体系, 保藏细胞种类多样、质量可靠。国家干细胞资源库获批了中国人类遗传资源行政许可, 并制订了完善严格的生物材料存放、分发和转移协议。若您有细胞申请需要, 可以从本平台进行申请, 我们会派专业技术人员与细胞提供细胞申请单位对接, 签订存放和分发协议/转移协议并完成细胞资源的保藏/共享工作。

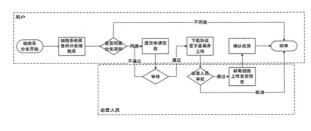

图. 细胞共享流程

1.样本需求申请表-非人细胞
2.样本需求申请表-人非临床细胞
3.样本需求申请表-人临床细胞
4.生物材料转移协议
5.样本申请信息反馈表

图 7-13　细胞资源获取方式及流程

可以查询是否有需要的细胞资源, 以及可以获得细胞资源的途径, 通过网站的指引, 利益相关方能够顺利与资源库取得联系, 顺利进行细胞资源的申请。

【标准条款】

> 7.10.6　当研究目的需要时和/或符合适用的要求及 7.3.3.2, 生物样本库应保留对与生物样本相关的适当数据的访问权。

【条款理解】

数据访问权是指基于既定制度将生物样本及相关数据授权给使用者查询、查看和修改, 以及获取相关数据的行为活动所规定的授权和权限范围等。为利益相关方提供相应的使用服务, 首先需要建立相应的数据使用制度(data access policy)和规章制度(regulation), 制定开放与约束性使用权限, 即依据制度, 向获得授权者开放使用权利。另外, 针对能够访问的数据内容范围进行约束, 也就是无法看到所有相关数据; 是否有下载数据权限等等。数据访问制度是一种既定的控制措施, 用于确保遵守保护数据安全要求, 确保数据中的个人身份信息不会被未经授权的用户访问。也可以特指对特别的数据有约束使用的权限等。特别强调是生物样本库访问而非用户访问。

具体而言，访问权限包括谁可以访问数据、何时可以访问，以及可以访问哪些数据。通常通过身份验证、权限分配、角色管理等方式以及相应的机制可实现管理。

（1）将数据分为不同的等级或分类，并加以标记，以便根据不同的数据敏感性制定不同的访问权限。

（2）记录数据访问的情况，包括谁访问了什么数据，以及何时访问的，以便进行审计和追踪。

（3）对使用数据的人员进行培训，加强他们的数据保护意识，确保他们了解访问权限管理的重要性和相关政策。

（4）定期评估和更新数据访问权限策略，根据实际情况和变化的需求进行改进和调整。

（5）建立应急访问机制和相应的应对措施和响应流程，以防数据丢失或泄露。

【实施案例】

在生物样本库的运行和管理过程中，涉及的资源包括生物样本实体及其相关的信息资源。这两种资源之间的关系密不可分，就可追溯性而言，生物样本依赖于信息和数据实现其溯源性，而数据信息也是通过生物样本捐献者或生物样本的唯一标识实现溯源性管理。但是，在一定程度上也可分别管理，因为涉及的具体过程有所不同，下面基于上述的条款理解所涉及的信息和数据管理，围绕相应的标准条款，以实例加以进一步说明。

案例一　生物样本库管理信息和数据的原则和制度

1. 按照上述理解，选择合适的信息管理系统以满足信息管理和应用需要，并能够真实执行相关工作流程。要以多种方式输入和输出信息，方便搜索，并具备多个字段应用，方便多种形式的人机交互方式。

2. 建立相应的治理架构（governance framework），设定临床科室权限、样本库工作人员权限、出库申报批准流程，以及邮件等通知方式。

3. 信息系统应能允许应用过程中按照需要设定对某些信息记录增加多个字段（也称数据元素或数据变量）；并应允许使用者通过不同方式注册捐献者或生物样本编码等，允许以文本方式批量输入信息，批量修改数据、审计功能，通过不同页面汇集不同的数据集，例如，某个页面默认为血液生物样本类型的生物样本，或者某个机构的相关生物样本等应用便利性。

4. 生物样本库工作人员要学习掌握一些信息化管理相关的基本常识，包括但不限于数据备份、基本维护、定期核查数据的完整性。

5. 向利益相关方提供访问可利用的生物样本目录的途径以及使用信息系统说明书，比如我们给临床科室提供访问权限，按照权限设定，某个科室只能访问该科室的所有生物样本保藏项目，或者仅限于访问个人在生物样本库立项保藏的生物样本内容等，另外，我们可以通过远程方式建立虚拟管理制度，告诉使用者有什么内容可访问，或能访问什么内容等，并且能够以丰富多样的呈现方式提升信息的展示效应。

6. 建立相应管理制度，以规范管理访问信息和数据应该遵循的程序文件，主要包括相关数据库内容、数据呈现形式、访问方式，以及基于合作方式和可控性原则、利益涉及者访问和/或使用资源的管理制定及其方式。

7. 基于合作研究需要，按照合作管理制度接收合作方的申请，审批方式以及基于审批结果提供生物样本和/或数据给申请者。并将管理制度的相关要求或约束性规定以书面和/或电子化方式在信息系统中体现与应用，保障三个基本原则：记录资源提供过程中发生的事件或信息，分析其中需要特别关注或异常的信息，并以分析结果提供过程中整个事件的相关信息。

8. 如果合作协议有约定，按照一定时间节点将应用资源后获得的数据反馈给资源提供者。并建立整个资源提供与应用过程及其结果的制度。例如，在多中心建立的出生队列应用过程中，合作协议中规定生物样本的某些较为常规的检测内容，比如孕期血糖水平等。申请检测者具有优先使用数据的权益，如发表文章。但是，在完成检测后以一年为期，届时无论是否已发表文章，取消限制要求可开放提供给参与的多中心各方申请、访问及使用。

第十一节 不符合输出

【标准条款】

> 7.11 不符合输出
>
> 7.11.1 总则
>
> 7.11.1.1 生物样本库应建立、成文并实施程序，用于管理与生物样本库既定要求和/或与接收者/用户（也见 7.3.3.2）/提供者的协议不符合的输出。

【条款理解】

生物样本库应建立、成文并实施程序，通过对质量管理体系运行过程中不符合输出的识别和控制进行详细规定，实现对不符合输出的管理和控制。这些不符合输出包括与样本库质量管理体系要求的不符合，也包括与接收者/用户/提供者协议不一致的不符合。

【标准条款】

> 7.11.1.2　生物样本库应确保能识别和控制既定要求的不符合输出，以防止其被误用或提供。

【条款理解】

生物样本库应明确既定要求和不符合输出的识别方式和方法，制定不符合输出的具体控制措施，并且建立文件化程序以确保不同岗位人员具备识别和控制不符合输出的能力，以防止不符合输出的误用或提供。

【标准条款】

> 7.11.1.3　生物样本库应实施恰当的程序，向有关各方公开不符合输出的信息，并在适当的情况下，使接收者/用户能确定不符合输出能否满足预期要求。

【条款理解】

生物样本库在不符合输出影响到接收者/用户时，应向不符合输出可能影响的各方公开不符合输出情况，并与接收者/用户确定不符合输出能否满足预期要求。

【标准条款】

> 7.11.1.4　生物样本库应基于不符合输出的性质以及对满足预期要求或对应用的影响，采取适当的纠正措施（见8.7），这也适用于在提供生物样本及相关数据后发现的不符合输出。

【条款理解】

生物样本库应明确不符合输出的类型和分级，基于不符合输出分级和对预期用途或应用的影响评估，采取适当的纠正措施。这也适用于在向接收者/用户提供了生物样本及相关数据之后发现的不符合输出的处理。

【标准条款】

> 7.11.1.5　不符合输出程序应明确以下内容：
> a）不符合输出的管理责任和权限；

b）评估不符合输出的严重程度，包括将来使用这些不符合输出将造成的影响；

c）决定是否接收、隔离、保留、归还、暂停供应或召回不符合输出；

d）下列情况时，不符合输出持续存在：

1）不符合输出无法补救；

2）补救措施不可行；

3）不符合输出可能影响第三方产生的结果。

e）不符合输出的传达和接收者/用户接受的授权。

【条款理解】

生物样本库建立的不符合输出程序除了以上内容，至少还应包括以下内容：

a）根据不符合输出识别和控制流程，在不符合识别、不符合影响评估、措施制定、措施评价、措施实施、措施验证，以及审核后关闭不符合的各项工作中，规定管理层和全体员工的职责及权限。

b）根据不符合输出的影响范围，包括将来使用这些不符合输出可能造成的影响，评估不符合输出的严重程度。

c）根据不符合输出的影响评估，对不符合输出采取纠正，纠正可能还包括接收、隔离、保留、归还、暂停供应或召回不符合输出。

d）当出现下列情况时：

1）不符合输出无法补救或纠正；

2）补救措施或纠正不可行；

3）不符合输出可能影响第三方使用生物样本及相关数据时产生的结果；说明不符合输出持续存在，规定不符合输出持续存在的处理流程。

e）当不符合输出有可能影响生物样本及相关数据质量和/或接收者/用户时，规定通知接收者/用户，并由其决定是否接受不符合输出的处理流程。

【标准条款】

7.11.1.6 不符合输出的处理程序应同样适用于本标准首次发布前所收集的生物样本及相关数据。

【条款理解】

本程序适用于本标准首次发布前（即 2018 年前）所收集的生物样本及相关数据，同样适用于样本库在提供生物样本及相关数据后发现的不符合输出。

【标准条款】

> 7.11.2　不符合输出的控制
>
> 7.11.2.1　生物样本库应尽可能减少不符合输出的影响，采取与不符合输出造成的风险相称的纠正措施，以防止其再次发生。纠正措施（也见8.7）应在确定的范围内实施，且该措施在不符合输出纠正后应加以控制。

【条款理解】

生物样本库应实施不符合输出管理程序，采取与不符合输出造成的风险相称的纠正措施的流程，以此尽可能减少不符合输出的影响，并且防止其再次发生。生物样本库应按照 8.7 条款实施纠正措施程序，规定在不符合输出影响的范围内采取相应的纠正措施，并且该措施在不符合输出纠正后通过跟踪验证其有效性来加以控制。

【标准条款】

> 7.11.2.2　满足本准则 8.7.3 的要求。
>
> 7.11.2.3　生物样本库应及时做出召回决定以限制不符合输出的使用。

【条款理解】

不符合输出的纠正措施见 8.7 条款。

当不符合输出影响生物样本及相关数据质量和/或接收者/用户时,生物样本库应按照规定及时告知接收者/用户的处理流程,以此限制不符合输出的使用,同时规定负责召回的责任部门/责任人、召回的执行期限及召回具体流程,以保证做出召回决定的及时性。

【实施案例】

不符合输出的识别和控制记录是该条款重要的质量记录,表7-30是表格示范,供参考。

表 7-30　不符合输出报告和纠正措施记录表

记录编号：*****

责任部门/责任人：			
不符合输出来源（勾选）：□投诉　□培训考核□设备检查/校准　□试剂耗材检查　□室内比对/室间比对 □报告核查　□员工意见　□质量监督　□内部审核　□管理评审　□外部机构审核　□其他			
不符合输出描述：			

依据	□认可规则或认可准则：	条款号：
	□质量手册：	条款号：
	□程序文件：	条款号：
	□作业指导书：	条款号：
	□其他：	（填写文件编号或名称和条款号）

不符合输出类型：□体系性不符合□实施性不符合□效果性不符合

不符合识别者：　　　　日期：　　　责任人：　　　　　　日期：

不符合输出影响评估：
● 对质量管理体系正常运行的影响说明：
● 对生物样本及其相关数据的影响说明（含将来使用）：
● 对接收者/用户的影响说明（含第三方产生的结果）：

不符合输出分级：□一般不符合□严重不符合

　　　　　　　　　　　　　　　　　　责任人：　　　　　日期：

纠正（勾选后详细描述）：
□接收□隔离□保留□归还□暂停供应□召回□其他纠正□无法纠正
详细描述：

责任人：　　　　　日期：

不符合输出原因分析：

责任人：　　　　　日期：

采取的纠正措施：

预计完成日期：　　　　　　　　　责任人：　　　　日期：

措施的评价：

□技术负责人/质量负责人：　　　　日期：

措施完成情况：

责任人：　　　　日期：

措施相关证明材料：
1.
2.

是否导出风险防范措施：
□ 是，填写"风险和机遇评估报告"
□ 否
责任人：　　　　日期：

续表

措施跟踪及有效性验证： □已纠正，核查相关证明材料，措施验证有效，不符合关闭。 □部分纠正或没纠正，应在　　　　　　　　前完成措施。 □无效，需实施后续措施： 　　验证人：　　　　日期：　　　　　　质量负责人：　　　　日期：

填表说明（填写记录时，可删除）：

1. 不符合输出描述：应客观引用审核证据并可追溯。如：不符合输出获得的事实、地点（XX）、岗位、涉及的文件、产品（样本/样本证书/仪器设备/试剂耗材等）编号等。描述应简单明了，事实确凿，不加主观臆断（不应/应该/建议）。

2. 依据：认可准则的依据只能1个，若为2个，只能为两个不符合输出，分开写不符合输出报告。

3. 不符合输出影响评估：不管是否影响，都应进行影响描述，给出确定的评估结果。若不符合输出涉及生物样本及相关数据，则应提供证据证明是否影响生物样本及相关数据质量。

4. 不符合输出原因分析：建议责任人查找深层次原因，不要停留在不符合输出事实描述的问题上，或只对发生的不符合输出换一种表达方式进行描述。

5. 纠正措施：建议制定的措施需具有可行性、可操作性及可被验证，不建议只体现"加强""强化""做好"等，须有具体内容，如培训、修改文件、提供资源、优化流程等。

6. 措施完成情况：针对纠正、纠正措施的完成情况进行概述，填写后，须按照完成情况填写"措施相关证明材料"。

7. 措施跟踪及有效性验证：验证人不管勾选哪个，均应在勾选项下方详细描述验证过程及验证结果。

8. 日期表示为YYYY-MM-DD（如2021-03-18）。

第十二节　报　告　要　求

【标准条款】

> 7.12　报告要求
>
> 7.12.1　总则
>
> 7.12.1.1　生物样本库应提供至少符合本准则7.12.2要求的报告，应包含与接收者/用户签署的书面协议或其他具有法律约束力的文件（见7.3.3.2）所要求的信息。
>
> 注：报告有时称为证书。
>
> 7.12.1.2　本准则7.12.2中报告的形式可以是纸质文档或电子文档或可访问的数据库中的电子数据。
>
> 7.12.1.3　生物样本库宜申明报告应完整复制。
>
> 7.12.2　报告内容
>
> 7.12.2.1　每份报告应至少包括以下信息，除非有正当理由不提供：
>
> a）标题（例如"质量报告"或"样本证书"）；
>
> b）生物样本库的名称和地址；

c）根据 ISO 8601（见 7.1.3 注）规定的格式发布日期；

d）报告的唯一识别编号，且报告的每一页都应有识别编号，报告的结尾应有清晰的标识；

e）生物样本识别或特性；

f）有关生物样本及相关数据的质量信息；

g）识别或描述生物样本的方法；

h）测试结果；

i）测试方法；

j）采集/获取、制备和/或保存的方法；

k）储存条件；

l）报告批准人的姓名和职务。

7.12.2.2　生物样本库应对测试报告或校准证书的所有信息负责，除非这些信息是由提供者/接收者/用户提供的。当生物样本库不负责样本的采集和收集时，报告应声明其内容是基于生物样本库所接收到的样本。

【条款理解】

为让样本库以外的用户在获得生物样本材料的同时，能掌握每份样本及其相关数据的质量信息、所经历的生命周期真实情况或测试方法和结果等，标准要求生物样本库在为用户提供或者发放生物样本及其相关数据时，除非有正当理由，均应同时提交一份包含 ISO 20387:2018 中 7.12.2 规定内容的纸质版/电子版或可访问的数据库中的电子数据等形式的质量报告（或称样本证书）。

质量报告或者样本证书，是指生物样本库在提供样本及其相关数据的同时，应提供一份至少符合 7.12.2 要求的纸质文档或电子文档或可访问的数据库中的电子数据。无论以何种形式，文档还应包含与接收者/用户签署的书面协议/或其他相关合同上要求的信息。

报告内容应至少包含 7.12.2 规定的从 a）～l）等 12 条信息。

生物样本库应对自己出具的报告内容负责。由提供者/接收者/用户提供的信息请注明出处。

当生物样本库不负责样本的采集和收集时，报告应声明其内容是基于生物样本库所接收到的样本。

生物样本库应当申明，用户如若要拷贝质量报告，必须完整复制整份报告，不能仅截取部分内容。

样本质量报告也称样本证书，简约版样本证书见图 7-14。

【实施案例】

　　样本证书详细内容至少应包括 7.12.2 规定的从 a）～1）等 12 条信息。图 7-14 基本涵盖了上述内容。

样本质量报告（样本证书）

表格编号：×××

生物样本库名称：×××
生物样本库地址：×××

申请人：	申请科室/团队：

样本类型及数量：

样本保藏信息

样本编号	样本名称	样本类型	样本体积	采集方法	采集时间	制备方法	储存时间	储存条件

样本识别信息

身份识别方法
1．样本管识别：样本编号（二维码）
2．样本来源识别：样本名称（卡号或住院号）

测试方法	测试结果
不涉及	无

质量检测项目	质量检测结果
血清（血浆、全血……）基本信息	☐ 本批次此类样本保藏活动全部符合标准 ☐ 本批次样本：部分样本保藏活动曾出现异常（详情见附页）；其余全部符合标准要求
血清（血浆、全血……）样本抽检	未被抽检/样本编号×××合格（不合格）
过程时间	以上样本均已确保在×小时内完成采集、接收、处理、储存流程。 除外：详情见附页
储存条件	以上样本储存过程中确保储存温度在控。 除外：详情见附页
备注	无/不同的研究检测项目对样本质量要求不同，鉴于样本珍贵、反复冷冻对样本的影响及尊重样本使用者意见，中心未对以上样本做出库后样本质量检测，建议样本使用者根据研究检测目的进行样本使用前的质量评估。

出库操作人：	日期：YYYY-MM-DD
质检人：	日期：YYYY-MM-DD
批准人（职务：　）：	日期：YYYY-MM-DD

样本及其质量报告签收确认：	日期：YYYY-MM-DD

声明：1. 本报告/证书只适用于接收到的生物样本，生物样本库不负责采集。
　　　2. 本报告/证书需要完整复制（不得部分复制）。

报告/证书编号：×××　　　　　　　　　　　　　　第1页/共1页

图 7-14　简约版样本证书

第十三节　投　诉

【标准条款】

> 7.13　投诉
> 7.13.1　生物样本库应建立、成文并实施关于投诉的接收、评估及处理程序。

【条款理解】

生物样本库应建立、成文并实施程序，用于对投诉的来源、接收、调查与评估、处理过程进行规范管理，保证投诉处理的及时、公正及有效性。

注：生物样本库内部人员表达的不满意应当视为投诉，应采取恰当的处理，并记录存档。

【标准条款】

> 7.13.2　关于投诉处理的描述对所有相关方都应公开。如接到投诉，生物样本库应确认投诉是否与其活动相关及是否对此负责，如果是，应恰当处理。生物样本库应对投诉处理流程负责。

【条款理解】

生物样本库接到投诉后，应首先对投诉进行调查评估，判断是否样本库应对此工作负责，如是应按照样本库的相关程序和工作流程予以受理。投诉处理全过程信息应向投诉相关方公开，公开信息包括调查评估的有效性、处理措施及结果，确保与生物样本库有关的投诉能够得到公正有效的处理。生物样本库应对投诉处理的全过程及结果负责。

【标准条款】

> 7.13.3　处理投诉的过程应至少包括以下要素和方法：
> a）接收、验证、调查投诉以及决定对此采取何种处理方法的描述；
> b）跟踪并记录投诉，包括解决投诉的行为；
> c）确认采取了所有适当的方法。

【条款理解】

生物样本库应至少对投诉处理的过程做出如下规定：

a）明确投诉接收、确认、调查评估以及处理投诉的方法和流程；

b）对于投诉接收、确认、调查评估及处理的全过程进行记录；

c）对于投诉处理措施的有效性进行监督及验证，如验证其无效时，则修改或优化处理措施直至采取的处理措施能够解决此投诉。

【标准条款】

> 7.13.4　收到投诉的生物样本库应负责收集和核实所有必要的信息以受理投诉，生物样本库应确认收到投诉。

【条款理解】

生物样本库接收投诉时，收集投诉的全部信息并核实投诉的相关内容后，须告知投诉相关方已收到此投诉。

【标准条款】

> 7.13.5　如可能，生物样本库应提供关于投诉的处理过程报告及处理结果。

【条款理解】

生物样本库应规定对于投诉接收、调查与评估及处理的全过程进行记录。投诉涉及的利益相关方有要求时，如果可以，生物样本库应保证全过程记录可随时提供给投诉相关方。

【标准条款】

> 7.13.6　对每项投诉应进行公正调查，与投诉方沟通投诉结果应由与被投诉生物样本库活动无关的人员负责推进。

【条款理解】

生物样本库应确保每项投诉都会受到客观公正的调查，并由与被投诉活动无关的人员负责推进投诉的结果沟通进程。

【标准条款】

> 7.13.7 如可能，生物样本库应向投诉方提供关于投诉处理的正式通知。

【条款理解】

如果可以，生物样本库应规定在投诉处理完成后，要正式告知投诉相关方投诉处理的结果。合适时，可以由样本库外部人员实施该过程。

【实施案例】

生物样本库首先应制定投诉的处理文件化程序，其次是按照程序实施，然后要关注投诉接收、调查评估、原因分析、处理措施、投诉方满意程度等相关记录是否满足要求。

对投诉的接收、确认、调查以及决定采取处理措施过程进行记录并存档。

对样本库而言，来自内、外部口头或者匿名的意见和建议应当视为不满意，参照投诉处理程序进行持续改进，做出恰当的处理，并将其记录存档。

当投诉事实提示可能存在不合格工作、管理体系问题时，应执行不符合输出识别和控制程序。

利益相关方有要求时，相关方可以获得对投诉处理过程的描述文件。

与投诉方沟通投诉结果，可由外部人员实施。

投诉反馈单是该条款重要的质量记录，表 7-31 是示范表格，供参考。

表 7-31　×××投诉反馈单

记录编号：×××

投诉人			投诉日期	
投诉方式	□ 面对面　　□ 电话　　□ 邮件　　□ 短信/微信/钉钉 □ 调查问卷　□通过样本库管理层转达 □ 其他方式：			
投诉内容： 　　　　　　　　　　　　　　　　记录人：　　　　日期：				
受理安排： 　　　　受理人：　　　负责人：　　　日期：				

续表

投诉调查与评估结果：			
受理人 ： 日期 ：			
投诉处理结果： 受理人 ： 日期：			
负责人签字		日期	
投诉人签字		日期	

填表说明（填写记录时可删除）：

1. 如果投诉不涉及项目名称或项目编号时，填写"不适用"；

2. 投诉内容：接到投诉的员工，需详细记录投诉原因、内容、投诉人联系方式及邮箱，签字后交由负责人处理；

3. 投诉调查与评估结果：投诉调查需描述投诉的原因、涉及的责任部门/责任人，评估结果需描述有效或无效投诉；

4. 投诉处理结果：描述投诉处理措施及产生的结果。

第八章 质量管理体系要求

第一节 方 式

【标准条款】

8.1 方式

8.1.1 总则

生物样本库应建立、成文、实施并维持质量管理体系，能支撑、论证该体系与本准则的一致性并保证生物样本保藏质量。除了满足本准则第 4 章～第 7 章，生物样本库实施的质量管理体系还应满足方式 A 或方式 B。

8.1.2 方式 A

生物样本库质量管理体系至少应包含下列内容：

a）质量管理体系文件（见 8.2）；

b）质量管理体系文件控制（见 8.3）；

c）记录控制（见 8.4）；

d）风险防范措施（见 8.5）；

e）持续改进（见 8.6）；

f）纠正措施（见 8.7）；

g）内部审核（见 8.8）；

h）管理评审（见 8.9）。

8.1.3 方式 B

生物样本库已建立并维持符合 ISO 9001 要求的质量管理体系，此质量管理体系能支持和证实持续满足本准则第 4 章～第 7 章，并至少满足本准则 8.2～8.9 条的要求。

【条款理解】

要理解本条款，先要知晓相关定义。

1. 管理体系

管理体系是组织建立方针和目标以及实现这些目标的过程的相互关联或相互作用的一组要素。一个管理体系可针对单个或几个领域，如质量管理、财务管理或环境管理等。其要素规定了组织的结构、岗位和职责、策划、运行、方针、惯例、规则、理念、目标，以及实现这些目标的过程。其范围可能包括整个组织，组织中可被明确识别的职能或可被明确识别的部门，以及跨组织的单一职能或多个职能。

2. 质量管理体系

质量管理体系是指在质量方面指挥和控制组织的管理体系。它包括质量管理中所涉及的人、机、料、法、环、测等多个要素，以及实现其质量目标的活动或过程中的相互关系，并通过确定所需采用的措施（即在受控条件下），保证各要素与各活动或过程的正常实现，以达到预期的结果。而文件化的质量管理体系通常是通过分别建立质量手册、程序文件、作业指导书及其记录来实现的。生物样本库的质量管理体系文件可以按照三个层级（质量手册、程序文件、作业指导书及其记录）来建立，也可以按照四个层级（质量手册、程序文件、作业指导书、质量技术记录）来建立。

a）质量手册：是组织质量管理体系规范。也可理解为，质量手册是对组织建立质量方针和质量目标，以及实现质量目标的过程的相互关联、相互协作的一组要素的文件化规定的统称。这种规范，旨在控制一个组织的行为，共同运作以实现其质量目标。狭义的质量手册是对各要素的纲领性描述。它只告诉你做什么，具体实施起来，需要利用程序文件和作业指导书进行补充。其详细程度不如程序文件和作业指导书，程序文件和作业指导书会详细告诉你如何做。

b）程序文件：是对实施质量管理体系所需的相互关联的过程和活动的描述。是对狭义的质量手册中要素或相互关联的过程和活动的具体阐述。它针对特定的质量过程，规定何人（who）、何时（when）、何地（where）、利用什么方式来做何事（what），以及其具体要求，告诉你如何做，及其与其他过程/活动间的相互关系，是对狭义的质量手册的补充。

c）作业指导书：是对某一特定活动或过程的具体阐述。它通常针对组织策划过程中的某一最小活动，规定如何做（how），以及其具体要求，是对程序文件的一种补充。

d）质量技术记录：是指阐明所取得的结果或提供所完成的活动的证据的文件。记录可用于文件的可追溯性活动，并为验证、预防措施和纠正措施提供证据。质量技术记录格式文件（如用于记录的各种表格）也是一种文件，样本库应控制其版本。当记录格式文件（相关表格）填写了数据，就形成了记录。

3. 方式 A

列出样本库管理体系实施的最低要求，其已纳入 ISO 9001 中与样本库活动范围相关的管理体系所有要求。因此，遵循 ISO 20387:2018 第 4 条款至第 7 条款，并实施第 8 条款方式 A 的生物样本库，其运作也基本符合 ISO 9001 的原则。

4. 方式 B

允许生物样本库按照 ISO 9001 的要求建立和维持管理体系，并能支持和证明持续符合第 4 条款至第 7 条款的要求。因此生物样本库实施第 8 条款的方式 B，也是按照 ISO 9001 运作的。但是，生物样本库管理体系符合 ISO 9001 的要求，并不证明生物样本库具有出具有效的生物样本相关数据和输出高质量、标准化生物样本的能力。此时，样本库质量管理体系还应符合第 4 条款至第 7 条款。

本条款旨在告诉我们生物样本库管理层，建立生物样本库质量管理体系，可以选择满足方式 A，也可以选择满足方式 B 来成文并实施。不过，无论使用这两种方式的哪一种，均应确保样本库在实施质量管理体系和本标准第 4~7 章时能得到同样的结果。

一般来说，我们采用方式 A 来建设质量管理体系，会更加便捷且确保完整。

【实施案例】

工作要点 1：生物样本库应有文件化的质量管理体系。质量管理体系的文件信息，是质量管理体系文件的统称，所有针对质量管理体系的文件化规定，共同组成了一个完整的质量体系。按通常习惯理解，又将这种文件信息（质量体系文件），依据其层次等级、描述的详略程度、指导范围等不同，分为四个层级文件：质量手册、程序文件、作业指导书、质量技术记录。

工作要点 2：对于方式 A，在遵循 ISO 20387:2018 第 4 条款至第 7 条款（本标准第 4 章至第 7 章）基础上，建立的生物样本库质量管理体系至少应包括质量管理体系文件、文件控制、记录控制、风险评估及其防范措施、持续改进、纠正措施、内部审核、管理评审等 8 个最低要求的要素内容。

对于方式 B，按照 ISO 9001 的要求建立和维持管理体系，但能有证据证明该体系持续符合本标准第 4 条款至第 7 条款的要求。

工作要点 3：生物样本库质量管理体系持续完善一般要经历下面 5 个阶段：

a）建立：策划和设定体系框架和各组成要素及其关系、各过程和方法；

b）成文：写你应做，并纳入文件体系；

c）实施：做你所写，并记录所做；

d）维持：养成习惯，一以贯之；

e）持续改进：不断增强满足准则要求能力的循环活动。

第二节   质量管理体系文件成文信息记录（方式 A）

【标准条款】

> 8.2   质量管理体系文件成文信息（方式 A）
>
> 8.2.1   为符合适当要求及确保生物样本保藏能力，生物样本库应管理规划和运营必要的成文信息（内部的和外部的）。为此，生物样本库应采取下列措施：
>
> a）识别出应记录的信息；
> b）确保信息记录合理生成和更新；
> c）确保信息记录合理受控。

【条款理解】

一个组织的管理体系主要是为了满足该组织内部管理的需要而设计的，ISO 9000:2015 对"管理体系"的定义是建立方针和目标并实现这些目标的体系，对"质量管理体系"的定义是在质量方面指挥和控制组织的管理体系。因此，质量管理体系主要服务于组织的质量方针和质量目标。本条款要求将样本库的管理体系适当文件化，也就是要求建立一个文件化的质量体系，以达到确保样本库样本质量的目的。

为符合适当要求及确保生物样本保藏能力，生物样本库应管理规划和运营必要的成文信息（内部的和外部的）。为此，生物样本库应采取以下措施：

1. 识别出应文件化的信息

本条款是指机构应该识别样本库有哪些活动需要制定成文件。例如，样本库内部进行的活动，包括样本的制备、保存，方法的验证、确认，投诉的管理，内审、管评等等；样本库外部的活动，如样本的采集、运输等。机构应该对照样本库管理的标准 ISO 20387 的要素，根据自身运行的情况、工作环节进行梳理，识别出应文件化的信息。

2. 确保成文信息合理生成和更新

a）体系文件应由样本库负责质量的人员牵头编制，体系文件的编制应满足以下基本要求。

①系统性：样本库依据所采用的标准、要求和规定，编制管理体系文件；所有的文件应按规定的方法编辑成册；各层文件应分布合理。

②协调性：体系文件的所有规定应与样本库或其实体的其他管理规定相协调；体系文件之间应相互协调、互相补充；体系文件应与有关技术标准、规范相互协

调；应认真处理好各种接口，避免不协调或职责不清。

③唯一性：对一个样本库，其体系文件是唯一的；通过清楚、准确、全面、简单扼要的表达方式，实现唯一的理解；不允许对同一事项相互矛盾的不同文件同时使用。

④适用性：遵循"最简单、最易懂"和"谁使用、谁编写"的原则编写各类文件，便于操作；所有文件的规定都应保证在实际工作中能完全做到；编写任何文件都应依据 ISO 20387 标准的要求和样本库的实际情况。

b）体系文件应经过样本库的质量负责人或专人审查后，由管理层或最高管理者批准发布。需审查的内容包括文体审查、内容审查、格式审查、职责审查、接口审查。

①文体审查：名词和用语是否统一，管理体系各条款描述深度是否一致。

②内容审查：标准的要求是否都已囊括，实际的需要是否都已覆盖，表达是否准确。

③格式审查：是否方便修改控制，是否方便使用，是否适合文件管理。

④职责审查：人员的职责和权限是否表述准确、全面；各层级文件中描述的职责和权限是否一致，所有的职责和权限是否在相应的体系文件中有所体现。

⑤接口审查：有关接口和工作关系的描述是否协调、清楚；各项管理活动是否已形成闭环；接口方式是否合理；接口的各个工作环节是否清楚并得到有关部门的确认。

c）体系文件的制定并不是一劳永逸的动作，而是需要动态更新，更新的时机或者原因通常有以下三种：

①外部政策的变化。例如，体系文件的制定依据换版了，内容发生相应的变化，那么体系文件就要随之做出修订。

②实际运行中的调整。在体系文件实施的过程中，发现与实际工作有矛盾之处是非常正常的。只要能够达到质量管理的目的，最终实现质量目标，当然可以对体系文件进行修改，使管理更加贴合实际，避免文件和做法"两张皮"的现象发生。

③改进。管理体系是在运行中不断被改进的，当改进的机会被识别出来时，从体系文件上就要做出相应的修改调整，才能使运行的优化动作有所依据。关于改进的时机和具体做法，可结合 8.6 条款一并理解。

3. 确保成文信息合理受控

体系文件是样本库的受控文件，从编制、审核、批准、修改到分发、回收、销毁，每一个环节都应该得到控制，才能保证样本库使用的始终是体系文件的正确版本和正确内容。本条款关于样本库的文件控制，可参考 8.3 条款一并理解。

【标准条款】

> 8.2.2 生物样本库管理层应建立、成文并维持满足本标准目的的方针和目标，并保障这些方针和目标能在生物样本库内的不同层级得到认可和实行。

【条款理解】

质量方针是由机构的管理层正式发布的总的质量宗旨和方向。质量方针有三方面的作用：

a）宣传性：对市场和客户有感染力和吸引力；

b）激励性：对机构所有员工有较强的鼓励性；

c）制约性：对机构全体员工的行为具有约束力。

各类机构的质量方针因其服务的类型、规模、管理现状的不同而不同。一般应体现以下几方面的要求：

a）与机构的宗旨相适应；

b）承诺满足客户、法律法规的要求；

c）承诺持续改进；

d）为质量目标的制定提供框架；

质量方针不能写成放之四海而皆准的"质量第一，客户至上"，而应在简明扼要的前提下，突出机构的特色。

质量目标是在质量方面所追求的目的，也是要实现的结果。机构应根据质量方针制定总体目标，在确定的时间区间内，规定管理、技术和质量等多个方面的目标。

通常，质量目标可根据 SMART 原则制定并突出四个特点：

a）挑战性：目标需经过努力，跳一跳才能实现，已经实现的不能算目标；

b）可测性：用可测量的目标进行管理或评价人员，反映了管理的目的。目标要有意义就必须是可测量的，最简单的方式就是使目标量化。即使是定性的目标，也应是能测量的。例如：差错率≤2%；客户满意度≥95%；提供样本及时率≥98%；事故发生率为 0，等等；

c）可实现性：目标应是可以实现的，不应是空中楼阁可望而不可及；

d）时限性：应规定完成目标的时间，如年度目标。

质量目标还应在各职能部门和各层面上进行分解，使得方针和目标能在样本库内的不同层级被理解和实行，从而保证样本库的整体质量目标的实现。

【标准条款】

> 8.2.3　方针和目标应明确能力、公正性，并持续贯彻。

【条款理解】

机构在描述质量方针、对质量目标量化时，应体现出机构的能力、公正性和一致性运作。除质量方针和质量目标外，机构还可以对客户做出承诺，如良好行为、服务质量和持续改进的承诺，以及公正性声明，以体现机构的服务标准和公正性保证等。

【标准条款】

> 8.2.4　生物样本库管理层应提供质量管理体系发展、实施并不断改进其效力的证据。

【条款理解】

所指的"证据"可以分3个层次获取：一是建立符合准则要求并结合自身实际的管理体系文件审查记录。二是实施管理的过程有效性的记录。三是评审管理体系持续改进的记录。

管理层对管理体系的建立、实施和持续改进的证据体现在方针、目标的完成情况；通过外部、内部审核结果，不断发现体系的薄弱环节，采取纠正措施，以避免不符合工作发生或再发生的记录；风险识别和应对的记录；通过管理评审对体系的适宜性、充分性和有效性的全面评价；更重要的是利用上述记录所进行的实验室日常渐进的改进活动和重大突破性的改进活动的证据，此处与8.6改进要素相关联。

有效性承诺体现在为实现目标寻找机会的过程，是一个通过利用评审操作程序、实施方针、总体目标、审核结果、纠正措施、管理评审、人员建议、风险评估、数据分析和质控结果的持续过程，通常会采取纠正措施或应对风险和机遇的措施。

以下给出一些评价质量管理体系有效运行的内容供机构参考：

a）是否有质量方针和质量目标可行性证据记录；

b）文件接口是否清晰，是否覆盖所有质量活动；

c）部门和岗位职责是否明确，组织机构能否满足管理体系运行的需要；

d）各项年度计划制定是否合理、实施到位；

e）内部审核各项过程控制发现的不符合项是否得到纠正和控制、验证有效；

f）是否进行了符合要求的管理评审；

g）是否有定期对体系文件进行核查的记录；

h）是否有风险分析控制的相关证据；

i）所有人员是否遵照管理体系文件要求完成各项工作；

j）各项记录是否满足要求，发挥见证、溯源的作用。

管理层为内审、管理评审、质量控制及相应的技术活动合理配置资源，可以视为管理层的承诺证据。同时，管理层参加管理体系的活动记录也可以作为一种证据。

【标准条款】

> 8.2.5　质量管理体系应包含或提及本标准要求的文件、过程、体系和记录等。

【条款理解】

编制的质量管理体系文件应与生物样本库的规模、活动范围、组织结构、运行过程有关，每个生物样本库的质量管理体系都是唯一的，应结合自身特点，编制适用的质量管理体系文件，才能确保管理体系实现目标。

质量管理体系文件通常分为四个层次：质量手册、程序文件、作业指导书、质量技术记录。

质量手册是管理体系的纲领性文件，纳入编写依据的各要素。质量手册应准确、全面和扼要地阐明生物样本库的概况、质量方针和质量目标、管理体系的范围、管理体系过程及其相互作用、有关职责和权限、程序文件或对其引用等内容。质量手册的一般结构通常应包括或涉及封面、前言（简介）、目录、发布令（批准页）、公正性声明、质量方针声明、术语和定义（如需要）、目的和适用范围、组织管理体系、管理职责、管理要求、技术要求。以下简要说明质量手册各部分应写哪些内容。

a）封面内容（可中英文对照）

1）名称：指手册的名称，应放在封面的突出位置。

2）发布日期：指手册实施或生效日期，不一定是批准日期。

3）版本号：显示质量手册的版本序号。如质量手册发布实施后，未更换过版本，版本号为第一版，或按照26个英文字母的顺序，依次为A版、B版等。

4）文件编号：根据该实验室的文件编码规则及格式的描述所编制的文件号。

5）发放编号：为了识别发给不同人员的质量手册，防止混用，便于管理而编制的发放顺序号。如某生物样本库发放了10本质量手册，发放编号顺序应为01，02，…，10。

6）编写人员：负责编写文件的人员，具体人员或编写小组均可。

7）审核人：通常为质量负责人，采用亲笔签名或打印的方式均可。

8）批准人：通常为生物样本库最高管理者，采用亲笔签名的方式或打印均可。

9）受控状态：一般为"受控"或"非受控"两种形式。"受控"的文件为现行有效，供内部使用，受更改的控制；"非受控"的文件供外部使用，不受更改的控制。

10）生物样本库的名称：应写生物样本库的全称。

b）前言（生物样本库简介）

质量手册的前言应给出生物样本库的基本信息。一般包括生物样本库的名称、地点及通讯地址，生物样本库规模、背景，主要样品种类，主要仪器设备及取得的主要业绩等情况的介绍，展示生物样本库的主要形象，语言应简明扼要。

c）目录

手册的目录应列出手册所包含各章节的标题及页码。

d）发布令（批准页）

此页是生物样本库的最高管理者发布质量手册及管理体系文件的正式批准声明。表明本生物样本库按照准则建立和实施一个正式的管理体系以实施和保证生物样本库的质量方针与质量目标的实现。标志着本生物样本库文件化的管理体系已经建立并运行，全体人员必须遵照、贯彻和执行。确立了质量手册的权威性和制约性地位。此页应有生物样本库最高管理者的亲笔签名和日期。

e）术语和定义

为了反映该生物样本库所处的社会环境特征、文化背景和历史状况，可以根据生物样本库的需求，制定特有的适用于本生物样本库质量管理活动的术语和定义作为补充，包括实验室当前需要使用的、需达成共识的概念、术语、定义和简称。生物样本库还应注明引用了如 ISO/IEC 20387 标准、ISO 9000 族标准的术语，必要时，应对易引起混乱的有关术语在此章节中加以解释。

f）目的和适用范围

此章节可以单独列出，也可以放在发布令中或前言中描述。清晰地说明质量手册的主要目的、适用范围（领域），包括适用于本生物样本库的样本或场合，以及不适用的地方。

g）组织

此章节介绍了生物样本库的组织机构及该生物样本库与母体组织的关系，明确了关键人员的代理人和授权签字人，并对各岗位职责进行了准确的描述。

h）管理体系

对生物样本库的管理体系的状况及适用的范围进行准确描述，规定生物样本库文件化管理体系的体系结构、文件层次，明确生物样本库主要人员的职责。

i）针对 ISO 20387 标准的其他条款，生物样本库制定的政策和管理内容及方式

程序文件是质量手册的支持性文件，包括一切质量和技术活动中的职责、权

限、控制原则和控制方法等。通常质量手册中每一个编写依据的要素对应一个程序文件。每一个程序文件通常包括的内容如下。

①目的：具体阐述制定本程序文件的目的和作用或对管理体系的影响。

②适用范围：具体阐述本程序所包含的管理过程或活动范围，说明其适用性。

③职责：具体规定负责实施该程序文件有关活动的人员的责任和权限。

④工作程序：详细阐述实现程序的行动步骤和方法。应逐步列出需要完成的工作，保持合理的顺序，并提出任何值得注意的例外或特殊情况。同时，可使用流程图和参考资料来辅助说明。

⑤质量记录表格：明确此程序文件执行过程中所需的记录表格的名称、代号，记录的保存部门及期限。

⑥引用文件：应标明本程序文件所涉及的其他管理体系文件（本组织的程序文件、国家颁布技术规范）的名称和代号。

作业指导书是对具体质量/技术作业活动做出规定的文件，是程序文件的支持性文件，包括规章制度、检测方法、仪器设备操作规程、安全手册等。如果一个生物样本库涉及多个专业种类的样本，那么很难在一个样本制备或保存的程序文件里把各个种类样本的制备、保存要求说清，因此必须有针对性地制定作业指导书。同理，针对 6.5 设备要素，程序文件需要规定的是整个生物样本库关于设备管理的职责和控制工作的流程，但是具体到某一类甚至是某一台设备的操作、校准或维护保养的要求，就需要分别有作业指导书进行规定。

记录是管理体系运行的见证，包括质量记录和技术记录。质量记录表格是程序文件的附录内容，是管理活动的证据；技术记录是贯穿于"产品"（证书/报告）形成的全过程，是产品实现的证明。记录无固定格式，可根据需要设定。生物样本库在日常工作中所用记录可直接采用在纸张右上角加注编号的方式予以标识，记录不需要加盖受控章。

【实施案例】

表 8-1 以 ISO 20387 中的 7.6 "生物样本的制备和保存"为例，说明各层级体系文件如何对应这一要素进行编写。仅供参考。

表 8-1　各层级质量管理体系文件编制示例

体系文件	内容	形式
质量手册	阐述本机构对样本制备和保存的目的、范围、职责，依据 ISO 20387 7.6 的要求阐明本机构对样本制备和保存的总体管理要求，如本机构应按照国标或与样本提供者/接受者/客户协商一致的方法进行样本的制备和保存。引出对应的程序文件。	样本库质量手册中的一个章节

体系文件	内容	形式
程序文件	根据手册中对该条款制定的职责，规定选择样本制备和保存方法的程序、方式；规定如何监控、记录样本制备和保存步骤，由谁记录、由谁复核；记录的日期格式是什么。 引出对应的作业指导书和记录的文件名称和编号。	一个独立的程序文件，如《生物样本的制备和保存程序》
作业指导书	样本库涉及的每一类样本应该如何制备和保存，例如制备的详细步骤，说明应填写哪些记录文件。 引出记录的文件名称和编号。	一个或多个文件，如《动物标本的制备作业指导书》《植物叶片标本的制备作业指导书》《血液样本的保存作业指导书》《病原微生物样本的保存作业指导书》等
记录	体现程序文件规定的工作流程和作业指导书中说明的具体步骤，即把做过的留下记录。按照职责规定，有填写审批人相应的签字位置和填写日期的位置。	《动物标本制备记录》《植物叶片标本制备记录》《血液样本的保存记录》《病原微生物样本的保存记录》等

特别要注意的是，ISO 标准中的 procedure，虽然被翻译为"程序"，但不应与"程序文件"混淆。ISO 9000:2015 对"程序"的解释是提供使过程能始终如一完成信息的文件，这类文件包括程序、作业指导书和图样。因此，标准或准则中如果提到"应建立×××的程序"，样本库需要根据实际情况，判断制定哪一层的体系文件，才能将标准或准则的要求贯彻在样本库的活动中。

编写管理体系文件可以参考以下三种方法：

a）自上而下法：按照标准条款的要求，先手册后程序，再作业指导书的方法。这种方法有利于文件的上下衔接，编写人员需熟悉标准，但是，反复修改的可能性较大（手册的变化必然引起程序等的变化）。

b）自下而上法：先作业指导书后程序，再手册的方法，这种方法用于基础管理较好的机构。

c）扩展法：先程序，后手册，再作业指导书的方法，这种方法从分析管理体系的过程入手，易切入，大多数机构通常采用这种方法。

【标准条款】

8.2.6 所有参与生物样本库活动的人员应可访问与其职责相适应的部分质量管理体系文件和相关信息。

【条款理解】

管理体系的有效性在于全员参与，因此参与样本库活动的所有人员应可获得与其职责相适应的管理体系文件和相关信息。

　　由于每个样本库的性质、工作内容不同，不可能存在一种普遍适用的组织结构模式，但有一个共同的原则，就是机构的设置必须有利于样本库相关工作的顺利开展，有利于各环节的衔接，有利于质量职能的发挥。

　　为了落实质量职责，样本库应根据自身的实际情况，首先确定管理部门的设置和样本库的业务范围，然后将管理体系各个要素的职责分配到有关部门，并根据各部门承担的质量活动赋予其相应权限。在分配质量职责时应注意各项质量活动之间的接口和协调措施，避免出现职能空缺或职能重叠的现象。

　　样本库可以将体系文件所规定的要素与职责，提炼形成要素职能分配表，各个岗位在体系运行中关联的要素一目了然，有利于体系运行的管理和责任落实。

【实施案例】

　　样本库应根据自己的岗位设置和工作流程制定符合实际的表格。表 8-2 为提供的示例。

表 8-2　质量管理体系职责分配表

要素名称 ＼ 管理体系岗位	管理层	质量负责人	技术负责人	设备管理员	文件管理员	样本接收员	样本制备员	样本保管员	样本检测员
公正性	●	▲	▲	▲	▲	▲	▲	▲	▲
保密性	●	▲	▲	▲	▲	▲	▲	▲	▲
人员	●	▲	▲	▲		▲	▲	▲	▲
基础设施/专用场地和环境	●	▲	▲					▲	
外部提供的过程、产品和服务	●	▲	▲						▲
设备	●	▲	▲	▲				▲	
生物样本及相关数据的采集	●	▲	▲			▲	▲		▲
接收和分发生物样本及相关数据	●	▲	▲			▲	▲	▲	▲
生物样本及相关数据的运输	●	▲	▲			▲	▲		▲
生物样本及相关数据的可追溯性	●	▲	▲		▲	▲			▲
生物样本的制备和保存	●	▲	▲				▲		
生物样本的储存	●	▲	▲					▲	
生物样本及相关数据的质量控制	●	▲	▲					▲	▲
方法的确认和验证	●	▲	▲						▲
信息和数据管理	●	▲	▲	▲	▲	▲	▲	▲	▲
不符合输出	●	▲	▲						
报告要求	●	▲	▲						▲
投诉	●	▲	▲						
质量管理体系文件信息记录	●	▲			▲				
质量管理体系文件控制	●	▲			▲				

续表

管理体系岗位　　要素名称	管理层	质量负责人	技术负责人	设备管理员	文件管理员	样本接收员	样本制备员	样本保管员	样本检测员
记录	●	▲	▲	▲	▲	▲	▲	▲	▲
风险防范措施	●	▲	▲						
改进	●	▲	▲	▲	▲	▲		▲
纠正措施	●	▲	▲	▲	▲	▲	▲	▲
内部审核	●	▲	▲	▲	▲	▲	▲	▲
质量管理评审	●	▲	▲	▲	▲	▲	▲	▲	▲

●表示负责决策　▲表示参与实施

机构还应注意体系文件和相关信息的发布方式和范围，例如是以电子版本发放，还是纸质版本；是通过宣贯方式就能让所有人员了解到体系文件的要求，还是需要特别的考核才能保证达到了解的目的；总之，机构要选择适合自己的方式，确保让参与样本库的所有人员能够获得对应其职责的质量管理体系文件和相关信息。

第三节　质量管理体系文件控制（方式 A）

【标准条款】

8.3　质量管理体系文件的控制（方式 A）

8.3.1　生物样本库应控制与满足本标准相关的文件（内部或外部的）。

【条款理解】

规范生物样本库内部制定和来自外部的文件管理，确保质量管理体系文件的有效使用，及时对质量管理体系文件进行更新，保证持续满足使用的要求，防止误用、错用作废文件和无效文件。

生物样本库应建立文件控制管理的程序，对内部文件的编写、审核、批准发布、标识、保存、修订、废止等进行详细规定，还应对构成质量管理体系的所有文件和信息（来自内部或外部的）进行控制，从而保证文件的正确性和有效性。

生物样本库的文件一般分成内部文件和外部文件。内部文件是指内部编写与制定的质量体系文件，包括质量手册、程序文件、作业指导书、各类记录等。外部文件是指与样本库工作有关的外来技术性文件（如正式出版的技术标准、规范、法规、制造说明书等）。

外部文件的管理：对于接收到的重要相关标准、法规、技术资料等外部文件，应由使用部门负责人呈报质量管理部进行审核。如需转换成样本库文件格式的予以转换，经批准转换之后的外部文件交由相关部门使用。外部文件发生版本变更时，相关部门及质量管理部应分发新版文件且回收并识别旧版本，以免误用。

【标准条款】

> 8.3.2　生物样本库文件应符合下列要求：
> a）文件发布前，由经授权的工作人员核准；
> b）文件定期评审和更新（必要时）；
> c）识别更新内容及现行版本编号；
> d）操作现场能及时获取相关文件，并在必要时控制文件分发；
> e）文件编号唯一；
> f）防止废弃文件的误用，如果文件需要因其他目的保存，要合理识别。

【条款理解】

生物样本库质量管理体系文件编写的内容应符合管理层确定的质量方针和质量目标、国际国内标准和相关技术规范等的要求。质量管理体系文件在向使用者发布前，须经授权人员审核和批准后，方可使用。

建立一套现行文件版本的有效性控制记录（参考表 8-3），包括文件的审批记录、发放记录及现行受控文件清单，以方便检索和管理。

表 8-3　×××受控文件一览表

表格编号：×××

序号	文件名称	份数	版本编号	生效日期

制表人		日期	
审核人		日期	

所有与质量管理体系有关的文件均应唯一识别，包括：标题、文件识别号、版本的日期和/或版本号、页数等，还应确保能识别文件更改和当前修订状态。

操作现场可获取适用文件的相关版本，必要时控制其发放。

生物样本库根据质量管理体系文件的内容和现时的具体情况，定期对文件进行更新。更新文件应提出申请并经授权人员批准后，方可使用。更新后的文件应尽快重新发布。

无效或已废止的文件应立即撤离使用场所，或加以明确标识以确保不被误用。

无论出于任何目的而存留的已废止文件，必须有明显标识，如红色的"作废文件"字样，但不限于该形式。

生物样本库通过建立文件控制程序，使文件的编制、批准、分发、保存、变更、作废等都能够得到规范的管理和控制，以确保各部门能适时获得正确有效的文件。

【实施案例】

1. 文件的分发与回收

质量管理体系文件经授权人员审核和批准后按需发放，不涉及文件内容的部门不予发放。文件的发布可以文本文件和/或电子文件的形式发布，电子文件应加密受控并设置权限。受控文件应加注受控标识，并及时下发各相关部门，同时做好分发记录。

如为不换版本的修改文件发放时，则将原受控文件回收，经有关人员修改后重新发还给使用者。

文件修订及废止时，应由质量管理部门依"文件分发/回收记录表"（参考表8-4）回收旧版本文件，并检查数量与内容的完整性，同时记录在"文件分发/回收记录表"。

表 8-4 ×××文件分发管理登记表

表格编号：×××

文件名称	版本编号	领取部门	领取人	发放人	分发号	分发日期	旧版本回收	回收日期

2. 文件的修订

质量管理体系文件在执行过程中，若实际情况发生变化（如法律法规要求变化、组织结构变化、工作内容变化等），应对其进行修订。

文件若不符合现状，需修订时，应由需修订部门填写"文件更改申请表"，交于原编制部门修改。修改后的流程应与实际情况相同。

对涉及文件中个别字句的修改，不需要变更文件版本号，但需在修改处加盖修改印章。

文件修订发行时需记录，当文件需修改或历次修改的内容达到三分之一时应进行换版。

修改后的文件经重新审核、批准、发布后，及时回收旧版文件并填写"文件分发/回收记录表"，需要留用的加注作废标识和日期，防止误用。

3. 文件的废止

质量管理体系文件的废止由提议部门提出废止原因和申请，交与原编制部门研究，同意后由权责主管批准后交质量管理部门废止，并由质量管理部门收回废止的文件。

质量部门收回旧版文件，加注作废标识及作废日期，依据"记录控制程序"规定的相关文件的保存期在指定区域保存。

文件废止后，该文件的编号不得再使用。

第四节　记录控制（方式 A）

【标准条款】

8.4　记录控制（方式 A）

8.4.1　生物样本库应建立并保持清晰记录，以证明满足本标准的要求。

【条款理解】

建立生物样本库的记录控制程序并保持清晰记录，为证明生物样本库质量管理体系的有效运行、样本质量满足使用的要求提供证据，为采取纠正和预防措施以及保持和改进质量管理体系提供信息。

生物样本库的记录主要分成两大类：

a）质量记录：主要源自质量管理活动的记录，如组织管理、文件控制、纠正措施、预防措施、内部审核、管理评审等活动中形成的记录；

b）技术记录：主要源自技术管理活动的记录，如样本接收记录、样本出入库记录、样本处理记录、质控记录、校准记录等。

【标准条款】

8.4.2　生物样本库应实行对其记录的识别、储存、保护、备份、存档、检索、保留时间和弃用的控制。生物样本库应遵循合同和法律规定的时间跨度来保留记录。

【条款理解】

生物样本库应制定相关的政策，明确规定与质量管理体系相关的各种记录的保存期限。记录的保存期限应遵循合同和法律规定的保存期限，并根据记录的性质或每个记录的特殊情况来决定，经授权人员批准后注明。

生物样本库的记录包括质量管理体系运行中的质量记录和技术记录。记录的形式可以是表单、表格、图表、报告、卡片，也可以是拷贝、磁带、软盘、胶片等媒介。

记录由各使用部门拟定起草，由质量部负责编制格式，依据文件编号规则进行统一编号后批准实施，标识应遵循唯一性编号规则。

记录应及时清晰完整书写，保持原始性、真实性、可追溯性，为质量管理体系的有效运行提供客观证据。

记录的填写、要求：所有记录均应及时如实、字迹清晰、数据准确、信息齐全，不得随意涂改；如有空白项，应用斜线"/"自左下至右上划去或用文字说明（如无、N/A 等）；各相关栏目负责人签名不允许空白。

记录应用黑色中性笔填写，禁用铅笔填写及涂改液修改。如因笔误或计算错误要修改原数据，应用横线"—"划去原数据，在旁边填写更改后的数据，并签署更改人的姓名和日期以作标注。

记录可用文字文件、照片、硬盘、服务器等形式或类型保存，其目的是确保记录真实、清晰和便于检索。

记录的管理：各部门负责人负责对各自的记录进行分类整理，并存放于通风、干燥的环境中。质量部应定期抽查记录的准确性，对于不符合项应依据"不符合项控制程序"进行改进。

完成的记录应及时编号和保存，每隔一年由档案管理员归档保存，归档记录应完整且标识正确。

质量部负责汇总所有记录表样本并进行存档，同时编制记录清单。

非本部门工作人员如需查找和查阅记录，应填写"文件借阅登记表"，经本部门负责人批准后方能查阅，电子文件记录应由相关人员设置密码或权限，避免被不慎修改。记录的调阅和复印应符合"机密信息保护程序"。

记录的保存期：记录应遵循合同和法律规定的保存期限来保留。以上海生物样本库为例，风险和机遇管理过程涉及的所有记录保存期限不少于 6 年，法规要求生物安全记录保留 20 年以上，生物银行其他相关质量记录和技术记录一般保存 3 年。

【标准条款】

8.4.3　这些记录应保证其机密性，且随时备查。

【条款理解】

应按规定时限提交记录，文档管理员应将记录妥善保存，生物样本库应提供一个专用和适宜的存放环境，以防记录的损毁、破坏、丢失或被人盗用或未经授权访问。归档的记录内容不允许再修改。记录的调阅应符合机密的约定，需经样本库主任批准。记录应易于获得，但不得外借、转抄、复印。

记录的查阅与借阅：内部人员查阅记录需经记录保存部门负责人同意或记录控制部门负责人同意，填写"借阅登记表"，并限期归还。

外部人员一般不得借阅归档记录，特殊情况如合同要求需查阅时，应经质量部负责人批准。借阅记录不得涂改、损坏或丢失，并应在规定日期内归还。

第五节　风险防范措施（方式A）

【标准条款】

8.5　风险防范措施（方式A）

8.5.1　生物样本库应考虑与其活动相关的风险和改进机会，以达成以下目的：

a）保证质量管理体系能达到预期目标；

b）增加改进机会以实现生物样本库目标；

c）预防或减少生物样本保藏中的不良影响和潜在失败，包括生物样本库操作的中止；

d）实现持续改进。

【条款理解】

要求机构策划和实施相应措施来应对识别出的风险和改进机会。此条款与8.6改进条款有相关性。识别风险和改进机会将提升管理体系的有效性、改进样本保存效果和防止出现负面效应。机构负责决策对哪些风险和机会应采取措施。实施风险防范措施也是实现持续改进的方式之一，见8.5.1d）条款。

风险（risk）是指不确定性对目标的影响。在样本保藏全过程中可能存在若干不确定性，因此，8.5.1条款提出机构应考虑与活动有关联的风险和机会，目的是确保机构在策划管理体系过程中，识别其风险并策划应对它们的措施。机构应运用风险管理的方法，对样本采集、接收、保存、处置全过程进行分析和梳理，识别和描述过程中不同节点的风险，提出对于这些风险的控制措施并实施，目的是将风险降低到最低程度。通过风险降低或预防措施，实施改进，保证样本质量，增强客户满意度，达成质量目标。

风险管理过程可参考 ISO 31000《风险管理　原则与指南》，其给出了风险管理过程如图8-1所示。

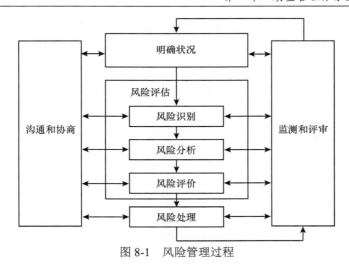

图 8-1 风险管理过程

风险管理过程中，风险评估是风险识别、风险分析及风险评价的总过程。

1. 风险识别

机构应识别风险源、影响区域、事件（包括环境变化），以及致因和潜在后果。

此步骤的目的是产生一个基于那些可能产生增强、阻碍、加快或推迟目标实现的综合表格。识别相关的风险是重要的，因为此阶段没有识别的风险将不包含在进一步的分析中。

风险识别应包括考察特定后果的直接影响，包括连锁和积累影响，所有重要的致因和后果。即使风险源或致因可能不明显，也应识别风险源是否在组织的控制之下，识别可能发生什么，考虑后果的可能致因是必要的。

机构应使用合适其目标、能力及所面临风险的风险识别工具和技术。在识别风险时，相关和最新的信息是重要的，包括可能的适当背景信息，具有适当知识的人员应参与到风险识别中。

2. 风险分析

风险分析是风险评估的关键。风险分析为风险评价和确定风险是否需要处理以及最适合的风险处理策略和方法提供了输入。风险分析也可以为必须做出的选择及选择涉及不同类型和程度的风险的决策提供了输入。

风险分析包括考虑风险的致因和来源、所带来的正面和负面的影响，以及这些影响发生的可能性。应识别影响后果的因素和可能性，可以通过确定影响和其可能性，以及其他风险特性进行风险分析。一个事件可能引发多种结果，并对多个目标产生影响。风险分析可以在不同程度上进行，这取决于风险本身。分析目的、可用的信息、数据和来源。依据环境条件，分析可以是定性的，半定量的或定量的，也可以是组合的方式。后果和其可能性可以通过以模拟一个或一系列事件的结果，或由实验研究或可用数据推断确定。后果可基于有形和无形的影响表述。可以用数值描述，需要界定对于不同时间、地点、团体或环境的后果和其可能性。组织可以借助风险矩阵，将危害绘制在图表上进行量化，从而计算风险。严重程度和频率的结果计算将成为风险分析的结果。一旦机构利用风险矩阵进行分析，并确保其有效性后，就可以将此工具应用于风险管理过程。

3. 风险评价

风险评价的目的是，基于风险分析的结果，帮助做出有关风险需要处理和处理实施优先考虑的决策。风险评价包括将分析过程中确定的风险程度与在明确环境时建立的风险准则进行比较，将风险分析的结果与实验室已制定的风险评价标准进行比较，确定实验室现存风险严重程度和等级的过程（或不可接受风险），其目的是为风险规避和领导决策提供支持。

风险评估是评价风险对组织实现质量目标和预期结果的程度，组织可通过制定风险评价准则进而科学地确定现存风险的严重程度。机构所制定的风险评价准则应与机构对风险的承受能力、已制定的质量目标和方针、资源配置等因素相适应，并应满足法律法规、监管和利益相关方的要求，同时还必须考虑相关风险发生的性质、类型及后果的严重程度，风险发生的概率，风险级别。

【标准条款】

> 8.5.2 生物样本库应建立、成文并实施下列内容：
> a）风险防范预案；
> b）在灾难性事件中，生物样本及相关数据的安保预案；
> c）中止相关操作（尤指对生物样本及相关数据的处理）的预案；
> 注：可以是针对既存样本的预案。

【条款理解】

针对生物样本库的工作性质，8.5.2 a）、8.5.2 b）要求机构制定风险防范预案并在灾难性事件或应急状态时实施。因为生物样本往往需要在特殊条件下，需要特定设备和装置给予支持，需要持续的电力供应、安全防范等，当地震、火灾、水灾等灾难来临时，如何确保生物样本不损坏，能够在一定时间内自动启动备用电源等措施，如何确保不被盗抢或丢失，不会对社会和环境造成生物安全或其他安全危害。另外，还应考虑样本相关数据的安全性，在应急状态下能够自动备份，有数据恢复功能，这可能是在软件研发设计阶段就应考虑的风险点。

【标准条款】

> d）通过如下途径：
> 1）在质量管理体系中整合并实施以上措施；
> 2）评估以上预案的有效性；
> 3）若生物样本库关闭，应处理后续事务。

【条款理解】

机构需制定相应的风险应对措施，将其纳入管理体系并确保执行，同时对这些措施的有效性进行评估。机构在实施 8.5 条款时，对样本采集、接收、保存、处置的全过程进行风险的梳理和识别，在程序文件或作业指导性文件中规定应对措施，并实施。在运行这一条款时应将风险管理整合到实验室管理体系中，贯穿至样本保藏的全过程之中。

确定风险和机遇过程中，可以考虑态势分析法（SWOT）等技术的输出。其他方法可能包括的技术有失效模式与影响分析（FMEA）、失效模式、影响与危害度分析（FMECA）或危害分析与关键控制点（HACCP）。简单的方法包括的技术诸如头脑风暴、结构性假设技术（SWIFT）、结果概率矩阵等。最终由机构决定采用何种方法和工具。

【标准条款】

> 8.5.3 风险防范措施应与其对生物样本保藏的潜在影响和有效性相适应。
> 注 1：风险防范措施包括识别并避免威胁，减少危险源，避免不良可能性和后果，分担或延迟风险。
> 注 2：改进机会能扩大生物样本保藏范围，适应新接收者/用户，应用新技术和其他可能措施满足接收者/用户的需求。

【条款理解】

条款来源于 ISO 9001 的 6.1.2 条款。机构经风险分析后识别出应控制的风险点，制定控制措施，措施应尽可能消除产生不良影响的风险源，有时风险源不一定能够完全消除，应对风险的措施也不止一种。此时，应识别出对样本质量影响最显著的风险源并采取最适宜的措施。这是因为任何措施都是有成本的，应力求达到最佳收益。

应对机遇的措施实施后，可能会引发风险的变化或结果的改变。因此，应通过风险评价来进一步分析这些效果，并据此进行新的风险决策。风险处理要求应予以决策考虑，包括考虑风险的容忍性。有时可能通过分担风险，或在了解相关信息的基础上决定承担或延迟风险。例如，针对具有挑战性的样品保存项目，机构可通过环境改造和设备更新等，在一定的容忍程度上承担风险。

面对日新月异的科技发展成果和蓬勃发展的市场需求，机构应运用风险管理的理念，善于使用新技术，提高自身能力，或采取互利共赢的合作方式，抓住发展的每一次契机，扩展服务范围和能力，赢得新客户，应对客户不断变化和增长的需求。

第六节　改进（方式 A）

【标准条款】

> 8.6　改进（方式 A）
>
> 8.6.1　生物样本库应识别并选择合适的时机改进并实施必要的措施。
>
> 注：改进机会可通过操作过程评审、方针应用、总体目标、审计结果、矫正行为、管理评审、风险评估、数据分析和水平测试结果来决定。
>
> 8.6.2　生物样本库应从提供者/接收者/用户处寻求反馈（正面和负面的），分析反馈信息并改进质量管理体系、生物样本保藏和对提供者/接收者/用户的服务。
>
> 注：反馈类型包括提供者/接收者/用户满意度调查和提供者/接收者/用户报告审查。

【条款理解】

首先，什么是改进？GB/T 19000 给出的定义：提高绩效的活动，并且这种活动可以是一次的也可以是循环的。其次，什么是持续改进？GB/T 19000 给出的定义：提高绩效的循环活动。因此，在管理体系的运行中，改进通常是不止一次的，是动态的循环活动。

这一概念与 PDCA 循环理论相关。PDCA 循环最早是由休哈特（Shewart）提出来的，后续由戴明（Deming）予以发展，故又叫戴明循环（Deming Cycle）。PDCA 分别为：策划（plan）、实施（do）、检查（check）、措施（action）。PDCA 循环对总结检查的结果进行处理，成功的经验加以肯定并适当推广、标准化；失败的教训加以总结，未解决的问题放到下一个 PDCA 循环里。以上四个过程不是运行一次就结束，而是周而复始的运行。一个循环结束，解决一些问题，未解决的问题进入下一个循环，如此阶梯式上升。因此，在管理中，有人称 PDCA 循环管理法是管理的基本方法和应遵循的科学程序，是持续改进实现的方法，就是质量计划的制订和组织实现的过程。图 8-2 和图 8-3 形象地展示了这个原理和运行过程。

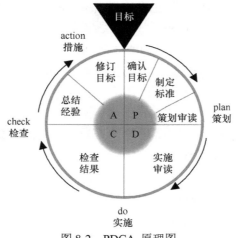

图 8-2　PDCA 原理图

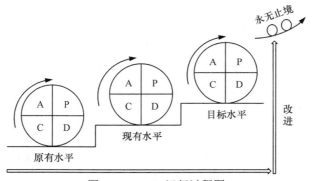

图 8-3　PDCA 运行过程图

例如，机构在年初策划了质控活动，策划时充分考虑今年的工作需求，同时借鉴以往的不足和问题，形成质控工作方案，这就是策划（plan）；然后按照方案逐项推进，开展各项活动，即实施（do）；在实施中按照预先确定的判据，做好结果的分析和评价，即检查（check）；对于质控活动中发现的问题及时采取措施进行整改，即措施（action）。这样，在年底全部完成后进行总结归纳，评价目标的实现程度和改进的方向，完成一次 PDCA 循环，也因此实现了一次改进。每年周而复始，完成一次一次的螺旋式上升。

持续的质量改进是组织永恒的目标，任何时候都具有重要意义。通过持续改进，为员工做贡献、求进步、争先进、进行创造发明提供机遇，可以使机构士气高涨，生机勃勃。

机构要做好持续改进，应遵循下述原则：

a）持续改进的根本目的是满足内部和外部顾客的需求。

b）持续改进是针对过程进行的。

c）持续改进是一种措施（纠正措施、预防措施或创新措施）。

d）持续改进是为了提高过程的效率或效果。

e）持续改进是一个持续的、不间断的过程。

f）持续改进是本机构全体人员包括各管理层都应参与的活动。

g）根据改进对象，持续改进可以在不同的层次、范围、阶段、时间和人员之间进行。

h）应不断寻求改进机会，而不是等出现问题再去抓机会。

i）持续改进是管理层的职责。

j）持续改进应建立在数据分析的基础上。

其中 g）非常重要。管理层应理解持续改进的重要性，抓落实，安排和参与持续改进工作。最高管理者应在机构创造一个和谐的环境，为员工营造一个激励改进的良好氛围。但是应该引起注意的是，在有些机构中，内审和管理评审工作可能完全由非管理层人员负责，甚至连最高管理者也不参与管理评审，这样体系的持续改进效果会大打折扣。

持续改进工作的主要输入和依据可能来自内部，也可能外部，包括但不限于：

a）收集国家有关样本库管理的法律法规、样本库监管部门和认可管理部门相关的最新政策、文件、要求等必要的信息资料；调查本机构样本专业范围涉及的标准、规范的新变化。

b）调查社会和客户对所提供服务的新要求。

c）调查分析本机构组织结构、资源配置的基本情况与上级要求和社会需求以及新标准、规范的变化情况并进行比较。

d）收集整理、分类统计在监督、内部审核、质控、客户服务和投诉及意见反馈、分包检测等质量活动中所发现的不符合项及采取的纠正、纠正措施和风险控制措施。

e）管理评审中对管理体系的全面评价、结论。

f）对本机构各个部门的质量活动工作总结进行分析、汇总。

机构应通过确立质量方针目标，明确改进的方向；应用人员监督、质量控制、数据分析、内外部审核等，积极识别改进需求，寻求改进机会；应用纠正措施和风险控制措施等实施改进活动；应用管理评审评价改进效果，提出改进建议，确立新的改进目标。本标准 8.6.2 提及的客户的反馈意见，也是机构识别改进需求的重要信息。向客户征求反馈意见，使用并分析这些意见（无论是正面的还是负面的），有利于机构发现风险和机遇，改进机构的整体业绩、改进管理体系、改进活动方案、改进对客户（提供者/接收者/用户）的服务。客户意见反馈的形式包括：对客户满意度调查，如定期采用问卷或调查表形式调查客户满意度；与客户的沟通记录，如在合同评审时、在客户进入实验室相关区域观察实验时、电话沟通时，都可能产生沟通记录；共同评价报告，即机构与客户就报告开展的讨论。

改进的实施途径可以是日常的改进活动，即渐进式改进，也可以是重大的、突破性的改进。渐进式改进由各岗位人员对现有过程进行小幅度改进活动。例如，人员督导活动中所发现问题的即时改进；样本库的技术负责人按照新版的某个技术标准，组织对样本的质量评价方法进行改进；或者借鉴新技术，对样本的收集方法进行改进等。重大的、突破性的改进，如机构的整合重组、重要设备设施的配备采购、文件化管理体系的改版等。改进活动可能体现在各个要素的运行过程中。因此，机构往往会运用 PDCA 循环方法，对这些活动进行策划和管理，将持续改进工作报告纳入管理评审，并将管理评审输出作为持续改进的重要工作内容予以实施，将持续改进工作输入到下一年度的工作计划和目标中。

机构发现和实施持续改进工作中至少应包括以下内容：

a）质量方针和目标、政策和程序的适应性；

b）质量负责人阶段持续改进工作情况报告；

c）管理评审和内部审核、监督活动的结果分析；

d）不符合工作的措施以及风险识别的措施；

e）资源配置和员工培训计划及其实施情况；

f）质量控制活动的结果；

g）各项数据综合分析及专家建议；

h）来自员工、客户（提供者/接收者/用户）和其他相关方建议的汇总分析。

总体上说，持续改进是通过贯彻方针目标，利用审核、数据分析、纠正和纠正措施以及管评等手段加以促进。管理者要对持续改进做出承诺，要创造全体员工积极参与的大环境，全体员工（包括管理者）要在各自岗位上积极地识别改进的机会。

通过改进，机构可以用最合理的成本，为客户提供更高质量的样本服务，从而提升自身竞争能力，以满足顾客不断增长和日益变化的需求和期望。

第七节　纠正措施（方式 A）

【标准条款】

8.7　纠正措施（方式 A）

8.7.1　当发生 7.11 中描述的不符合输出时，生物样本库应采取下列措施：

a）对不符合输出的反应（如适用）包含下列措施：

1）控制和纠正；

【条款理解】

生物样本库应指定合适的人员，针对不符合输出及时进行纠正，控制其影响或范围，防止其被误用或提供。对不符合输出开展调查与分析，以便确定其根本原因，采取相适应的纠正措施，确保不符合不再发生。

生物样本库应建立纠正措施控制的政策或程序，如"纠正措施管理与控制程序"或"纠正与纠正措施控制程序"等，以便在识别出不符合输出或对管理体系或技术运作政策和程序的符合性有偏离时实施纠正措施，纠正措施控制政策或程序包括职责、过程、方法等内容，同时这也是本标准 5.9 c）的要求。

要对识别出的不符合输出及时进行纠正，控制其影响或范围，防止其被误用或提供。

当不符合输出被识别、评估后，应立即制定或采取相应的应急措施（纠正）。防止不符合危害的延伸或扩大或被保持，而形成更大的（严重的）或系统性的不符合。绝大多数不符合输出均可采取应急措施（纠正），但并非所有均可，例如，生物样本库某一保藏项目参加某次能力验证（PT）或室间比对活动中，某一样本出现偏离（即某一保藏项目 5 个样本中，有 1 个样本的检测结果偏离，PT 为 80 分）。对于这种情况采取应急措施（纠正）可能不太适合，但采取纠正措施是必需的。

【标准条款】

2）对结果的处理。

【条款理解】

针对不符合输出严重性的分析与评价，在采取针对不符合事实纠正的同时，还可执行以下补救措施。

1. 终止保藏活动或停发报告

如必要，可终止存在不符合输出对应的保藏活动，不发"质量报告"或"样本证书"。特别是在保藏过程出现异常（无论何时）时，只要发现设备故障，应立即停止使用。清楚标记后妥善存放至其被修复，应经校准、验证或检测表明其达到规定的可接受标准后方可使用。

当终止保藏活动或停发报告，生物样本库经采取纠正和纠正措施后，管理层应明确规定授权恢复保藏活动、发"质量报告"或"样本证书"的责任，并确定是否能恢复所停止的相关工作。

2. 通知相关方

在启动不符合输出的识别与控制程序，且终止保藏活动的同时，应检查上述故障对之前保藏活动、保藏样本的影响，当评估影响到已提供的生物样本及相关数据时，应按其影响范围，将该情况通知生物样本库的接收者/用户（也见 7.3.3.2）/提供者。

3. 决定是否接收、隔离、保留、归还、暂停供应或召回样本或相关数据

在此过程中，经评估（考虑不符合输出对生物样本库所接收或保藏样本质量的影响意义）不符合输出影响接收的样本或保藏样本的质量时，或对已提供的生物样本及相关数据有影响时，决定是否接收、隔离、保留、归还、暂停供应或召回不符合输出。

在此强调指出请注意以下五点：一是当不符合输出发生时，不一定必须采取纠正措施而应先行采取应急措施（纠正）。二是在采取应急措施（纠正）的同时或之后，对不符合输出严重性（包括风险性和危害性）进行评价，以便对不符合输出的纠正的可接受性做出评估。若评估认为不符合输出仅是偶然，不会再次发生或对实验室的运作与其政策和程序的符合性没有多大影响，则可能无须采取纠正措施，仅需采取应急措施（纠正）即可；若经评价属于不符合输出可能会再次发生，或对生物样本库与其程序的符合性有疑问时，就必须采取纠正措施。三是并非针对所有不符合输出均可采取应急措施（纠正），有的只可能采取纠正措施。四是生物样本库管理层应按规定的周期，定期对所有不符合记录进行系统评审，并针对其发现的趋势启动纠正措施，保证持续改进。五是"纠正"与"纠正措施"是两个概念，应避免混淆。

【标准条款】

> b）评估是否需要采取行动消除不符合输出产生的原因，使其不再发生或在别处发生，可通过下列方法：
>   1）审核和分析；

【条款理解】

纠正措施起源于对不符合输出的调查。执行纠正措施应从确定问题产生的根本原因的调查开始，第一任务是对质量管理体系或技术运作中发现的问题进行调查，调查越充分，越便于根本原因的确定。原因分析是纠正措施程序中最关键有时也是最困难的部分。根本原因通常并不明显，因此需要仔细分析产生问题的所有表面的和/或潜在原因。对于不同的问题（不符合工作）的原因有些可能表现为表面原因特征，而有一些可能表现为潜在原因特征（诸如用户要求未被生物样本库理解；标本采集过程中操作步骤有误；样品运输过程未满足技术要求；流程设计有问题或不科学等；生物样本库检验员、工作人员的技能和培训不能满足规定的要求；校准品或试剂不符合相应的要求；室内质量控制结果出现异常；设备校准结果不能满足测量准确度的需要等）。只有找到问题的根本原因，并采取具有针对性的纠正措施才能确保纠正措施的有效性。首先要厘清问题，掌握现状，即了解具体情况；再进行原因分析。原因分析有多种方法，常用的有 5WHY 法，也称5 问法，即连续针对清理出的某一问题问 5 个为什么。

5WHY 法由丰田公司大野耐一首创，也称丰田 5 问法，大野耐一发现在生产线上的机器总是停转，虽然修过多次但仍不见好转。为找出停机的真正原因，大野耐一与工人进行了以下的问答：

问"为什么机器停了?"答"因为超过了负荷，保险丝就断了。"

问"为什么超负荷呢?"答"因为轴承的润滑不够。"

问"为什么润滑不够?"　答"因为润滑泵吸不上油来。"

问"为什么吸不上油来?"答"因为油泵轴磨损、松动了。"

问"为什么磨损了呢?"再答"因为没有安装过滤器，混进了铁屑等杂质。"

经过连续五次不停地问"为什么"，才找到问题的真正原因和解决的方法，在油泵轴上安装过滤器。

在进行调查时，要避免主观与假设，描述的应为客观事实；要关注相关系统或流程，而非个别员工的表现；人为的因素或流程的差异应可再进一步追溯原因。

【标准条款】

2）明确原因；

【条款理解】

通过对不符合事实的调查，不符合记录中可能会有多个引起不符合的原因，但实验室应明确什么是根本原因。不符合的根本原因通常不是其直接原因，而是其原因链中的间接原因。虽然根本原因在原因链中并不总是最重要的，但一般聚焦在原因链中最后一个间接原因。根本原因可能不止一个，而是多个。要关注根本原因有没有从系统性、制度性上来确定，换言之就是有没有从体系文件的可操作性、完整性上查找问题。同时，应注意最后寻找到的根本原因应在组织所能控制的范围内。

确定根本原因需注意以下几方面：

a）应从系统性、制度性上来确定。

b）确定的根本原因应在组织所能控制的范围内。

c）能由确定的根本原因直接提出可执行的纠正措施。

【实施案例】

案例一

如实验室某不符合的根本原因之一是工作人员认识不足。纠正措施就需直接针对"认识不足"，但如何针对"认识不足"采取纠正措施？一般实验室通常会采取通过培训的方式解决，实则其根本原因是培训的问题，而不是"认识不足"。这从另一方面也说明，实验室在调查与根本原因确定中常出现的问题之一是不符合事实的调查不充分，存在不足。

8.7.1 b）3）确定是否存在或可能发生类似的不符合输出。

若评价认为不符合输出仅是偶然，不会再次发生或对生物样本库的运作与其政策和程序的符合性没有多大影响，则可能无须采取纠正措施，仅需采取应急措施（纠正）即可；若经评价属于不符合输出可能会再次发生，或对生物样本库与其程序的符合性有疑问时，就必须采取纠正措施。

对于发现的不符合输出，生物样本库不应仅仅纠正发生的问题，还应进行全面、细致的分析问题，确定不符合输出是否为独立事件，是否还会再次发生，查找产生问题的根本原因，按本条款要求启动纠正措施。一般而言对于不符合输出，仅进行纠正、无须采取纠正措施的情况很少发生。比如在认可评审中，经常发现实验室或生物样本库未按 CNAS 规定的要求参加 PT，仅是提供事后参加 PT 的证据，这种措施是不充分的，实验室应当全面分析未参加 PT 的根本原因，如资金不足、PT 计划不全面、缺乏对计划实施情况的有效监督等，从而采取有效的纠正措施[请参考 CNAS-CL01-G001:2018《检测和校准实验室能力认可准则》应用要求中的 8.7.1]。再如内部审核中会发现设备未校准、校准参数不全、校准后没有进行确认，设备缺少唯一性标识，未按规定进行记录等等情况，对于这些问题都可能再次发生，故仅纠正是不够的。

【标准条款】

c）通过下列措施确定是否存在类似的或潜在可能发生的不符合：

1）建立、成文并实施需要采取的纠正措施；

【条款理解】

纠正措施必须是针对其根本原因，而不是其直接原因。一般针对根本原因都要采取相应措施，但措施应是在组织可控制的范围内。针对不符合的根本原因对样本质量或管理体系的影响程度和风险水平，应采取与组织自身相符合的、能消除不符合再次产生的纠正措施。通常，针对问题产生的原因可能有多个，因此可能需要采取多种具有针对性的纠正措施。

在纠正措施制定过程中应注意以下问题。

1. 注意举一反三。在某些情况下，对不符合实施纠正措施的过程时，应注意同样问题不仅是单一的领域（或部门），还涉及其他相关领域（或部门），所以要针对机构内所有相关部门，检查是否存在相同不符合的情况。

2. 要针对制度、流程或系统改进实施纠正措施。通常，根本原因涉及文件规定的缺失、不全面或描述不清，或者涉及流程、样本库信息管理系统等方面的缺陷。在这种情况下，针对文件的制定或修改、流程等方面改造的纠正措施是关键。在通过实施纠正措施调查导致所要求的某个操作作业指导书变更时，则文件的制定或变更过程应是文件化的并按文件控制程序的要求（参见本标准8.3）进行。例如，样本库季度数据质量控制结果发现多个团队知情同意书缺失，经调查分析发现，不是团队没有上传知情同意书，上传的是空白替代文本。其根本原因是由于样本库信息管理系统有缺陷，只判断有无文本，不能对文本真实性做出判断。样本库决定对信息系统该缺陷进行修改。执行新的功能之前，进行相关文件修改申请，对新批准和颁布的文件进行培训、考核和评估，从此执行新程序。

3. 措施应在组织自身所能控制的范围内实施。

4. 当涉及影响生物样本质量时，要对已出库发出的样本对客户的影响进行必要评估，适当时采取必要措施。

5. 确定的纠正措施应明确。措施应体现"三定"内容，即规定由谁执行，执行什么内容，在什么时间内完成。

6. 选择最有可能消除问题并防止问题再次发生的措施。如针对加强审核的措施，方案一是通过人员方式，方案二是通过改造实验室 LIS 系统的方式。当然选择的方案一定是通过改造实验室 LIS 系统。

至于一些不符合是偶然发生的或经评价问题还不严重或危害性较小或无危害的，不采取纠正措施不会带来太大的风险，则仅需纠正而无须分析根本原因，更不必采取纠正措施，但出现这种情况的机会太少。但一般而言，投诉、外部审核、内部审核等发现的不符合应有纠正措施。

【标准条款】

> 8.7.2　纠正措施应与不符合输出的影响相适应。

【条款理解】

生物样本库应在综合平衡经济、技术、资源的可行性上，结合所需纠正的问题的严重程度和其预后风险大小识别的基础上，从中选择最有可能消除问题并防止问题再次发生的措施。权衡利弊，全面考虑；既不要大题小做，也不要小题大做。所采取的纠正措施应是程序最简单、环节最少、效果最显著的，同时也是在组织自身所能控制的范围内。

【实施案例】

案例一

如实验室某不符合的根本原因之一是人员不足，提出的措施是增加5名人员。但其上级机构对生物样本库核定的最高人员编制是70名，目前生物样本库现有工作人员数为67名。对于这一增加5名人员的措施可能就是超越了组织所能控制的范围，是不适宜的一种措施。

案例二

选择最有可能消除问题并防止其再次发生的措施。例如，针对加强审核的措施，方案一是通过人员审核方式，方案二是通过改造实验室 LIS 系统的方式。最终选择的方案是改造实验室 LIS 系统。

【标准条款】

> 8.7.3　生物样本库应保留下列信息记录作为证据：
> a）不符合输出的性质、原因和后续采取的措施；

【条款理解】

按本标准 8.3 中记录控制要求，生物样本库应记录（其内容包括但不限于）每个不符合输出的纠正、原因调查分析、根本原因、纠正措施、完成时间、相关责任人等，以及通知相关方，决定是否接收、隔离、保留、归还、暂停供应或召回不符合输出等情况的内容。

【标准条款】

> b）任何纠正措施的结果和影响。

【条款理解】

按本标准 8.3 中记录控制要求，生物样本库应记录（其内容包括但不限于）每个不符合输出的纠正和纠正措施的结果、跟踪验证情况与相关责任人等信息。

本条款强调对识别的不符合输出，在及时纠正前提下，实施纠正措施前，关键的、首要的任务是对质量管理体系或技术运作中的发现的问题进行调查分析，确定原因分析，在此基础上评估确定适宜的、全面的纠正措施，跟踪验收措施的有效性，并定期进行审核（内部审核）和系统地评审（管理评审）。

【实施案例】

案例一　纠正措施制定

1. 不符合描述

20××年 7 月 5 日监督发现，2 台用于样本保藏的超低温冰箱（201448F0015、201448F0073）贴有校准标识，但未注明校准有效期。

2. 原因调查

20××年 5 月 7 日，厂家工程师到实验室进行仪器校准，校准结束并合格后填写校准标识时只填写了当日的校准时间，没有填写下次校准时间（校准证书上标注有下次校准时间）。负责陪伴校准的设备使用人员忙着处理标本，没有检查校准标识，导致未发现标识中存在的问题。校准管理程序上规定了设备校准后校准标识应包含的具体内容，但没有校准标识应由谁填写、粘贴和检查等其他方面的规定，所以工作人员不了解如何做。

3. 根本原因

校准管理程序规定上存在漏洞。

4. 纠正

由某某人负责立即按照 6 个月校准周期的要求，在校准标识上注明下次校准日期。以照片为整改证据。

纠正措施：

a）由谁负责修改校准管理程序，在某条款中增加涉及校准标识应由谁填写、粘贴和检查等其他方面的规定。

b）由谁负责修改人员职责，在检验人员职责中增加对仪器设备标识应定期检查其符合性的要求。

c）由各专业组长组织人员查找是否还存在相同问题，如有，一起整改。

d）由谁负责对相关人员培训修改的文件内容。

e）以上整改完成后的第二周，由质控组负责检查，查找是否还存在相同问题。以上纠正措施在××月××日前完成。

注解：该示例是生物样本库通过调查，在存在的三个方面的问题中，确定了一个主要原因（即根本原因），是针对制度性的问题，再针对根本原因制定相关纠正措施。在纠正措施制定中，首先针对分析的程序规定上存在漏洞的问题进行整改，修改校准管理程序，同时还修改了人员职责（也是对同类问题的整改）。并对修改的文件进行培训。其次是举一反三，检查各专业组是否存在相同问题，当然也包括了前面提出的修改人员职责。最后是通过监督活动验证同类不符合是否再次发生。它主要是通过制度的完善，规范人员的操作，从而减少或防止不符合再次出现。

案例二　某实验室的纠正措施

实验室发生一次有效投诉，调查原因一是临检室窗口未做到首诊负责制；二是细菌室窗口未对各项目检测情况让患者知晓。采取的处理措施为：一是加强首诊负责制的执行；二是加强责任心，对工作认真负责；三是做到交接标本时认真核对，一一对应。【前提是假设原因分析是对的】

注解：在假设根本原因是正确的情况下，实验室所提出的处理方式实际并不是一种措施，只能说是一种决议，并没有规定要如何针对这种决议去做什么工作。所以实验室所提出的纠正措施，实际并不是一种措施。同时，应关注提出措施中是否存在针对细菌室窗口的改进措施，也就是纠正措施是否针对其根本原因。

第八节　内部审核（方式 A）

【标准条款】

8.8　内部审核（方式 A）

8.8.1　生物样本库内部审核应包括如下内容：

a）计划、实施和维护内部审核方案，包括频率、方法、责任、计划要求和报告，应考虑相关活动的重要性、影响生物样本库的变化以及之前审核的结果；

【条款理解】

内部审核的目的和意义：对样本库活动进行内部审核，以验证其运行持续符合管理体系的要求；是一种符合性检查：检查生物样本库质量管理体系是否满足其标准（ISO 20387）或其他相关认可文件的要求；检查组织的质量手册及相关文件中的各项要求是否在工作中得到全面的贯彻。

内部审核的结果应作为管理评审重要输入部分，包括内部审核中发现的不符合项，从而为改进提供有价值的信息。

生物样本库应建立并保持组织内部审核的程序。内部审核程序的内容包括：目的，范围，引用标准，定义，审核类别，审核的组织，审核的基本要求，审核人员的确定与责任，审核计划，审核的基本步骤、方法及要求，审核的分析与记录，审核报告的处理，跟踪审核等。内部审核程序是组织内部审核各项活动总的指导和规定。

考虑生物样本库相关活动的重要性、影响生物样本库的变化以及之前审核的结果，策划、实施和维护内部审核方案，审核方案包括频次、方法、职责、策划要求和报告。

内部审核重点：内部审核的实施重点是验证活动和有关结果的符合性，确定质量管理体系的有效性、过程的可靠性、产品的适用性，评价达到预期目的的程度，确认质量改进（包括纠正和预防）的机会和措施。要明确审核的依据、范围、方式与方法。

1. 内审员（审核员）

就内部审核而言，一般指定质量主管为内部审核的策划者和组织者。质量主管或指定人员负责正式策划、组织并实施审核且文件化。应由经过培训的人员审核实验室质量管理体系中管理和技术过程的表现。只要资源允许，审核员（也称内审员）独立于被审核的活动。如果发现不足或改进机会，实验室相关部门负责人应采取适当的纠正措施且文件化，并在约定的时间内完成。

一般而言，内审员要具备以下要求：

a）参加过内审员培训，并被生物样本库授权为内审员；

b）有判断和分析能力；

c）具有良好的交流与沟通能力；

d）熟悉并掌握所审核部门的工作；

e）熟悉相关审核依据（如标准和相关专业应用说明）和生物样本库管理体系；

f）具备大专以上学历和中级或相当于中级以上职称。

2. 内审策划与计划

策划是在现有条件约束下，为达到审核目标所进行的构思、计划过程。内审策划就是针对内部审核的策划，是事先决定内部审核评什么，何时评，谁来评，怎么评，并制定出具体可行的评审方案，以达到预定的评审效果。一要保证策划有针对性。策划前应详细了解策划相关信息和资料，明确策划时应注意的重点和特殊关注点。二要保证策划可行性。由于审核是一个抽样活动，故要在符合现有人力、财力、物力及技术条件下安排审核活动。

内审策划是根据审核的依据、范围和频次，针对组织结构图，质量要素分解图，全面而有重点的进行策划。要关注以下方面：

a）受审核方的规模和性质；

b）体系的性质、功能、复杂程度、成熟水平；

c）审核体系范围、持续时间、审核次数；

d）受审核活动的数量、重要性、复杂性；

e）以往内审、外审结论；

f）以往不符合、投诉情况；

g）以往的审核方案的评审结果；

h）重大变化；

i）各种事故（信息安全、生物安全、不良事件）等。

通过策划制定内部审核计划，内审计划包括：审核范围、审核准则、审核日程安排、参考文件（如组织的质量手册和审核程序）、审核组成员的名单、审核的重点内容等。

审核计划可分为年度审核计划、审核活动计划。年度审核计划是审核策划的始端和审核活动的总纲。由质量负责人制定并经管理层批准，以文件形式下发。年度审核计划一般包括：集中式审核计划和滚动式审核计划。审核活动计划是对审核计划的细化，是每次审核活动的具体安排。由审核组长（审核员）制定并经质量负责人批准实施。审核活动计划应明确审核的目的和范围、审核依据的文件（标准、手册和程序）、审核组成员及分工、审核日期和地点、审核对象（流程、部门或要素）、审核日程安排等。

3. 审核频率

内部审核每年至少实施一次。内部审核的周期和覆盖范围应当基于风险分析。可根据实验室的大小、是否是多地点等，选择集中一次审核、分阶段分步审核，即在不同月份审核不同部门或要素。对于规模较大的生物样本库或保藏机构，比较有利的方式是建立滚动式审核计划，以确保管理体系的不同要素或组织的不同部门在 12 个月内都能被审核。

4. 审核方式

依据审核计划（频次和范围），制定方案，涉及组建内审组、确定依据、策划并确定方案。审核计划根据标准、程序规定和所审核活动的实际情况及重要性，制定并实施内部审核年度计划和专项活动计划。质量管理体系内部审核应对所有过程和部门进行，在规定时间内（通常为一年）完成全覆盖；过程审核应对所有关键过程（保藏）和因素进行审核，确保关键过程和因素进入受控状态。审核方式可涉及或选用：部门导向（部门+标准条款）、过程导向（过程+部门+标准条款）、条款导向（标准条款+部门），不同的审核方式各有利弊。

在策划并确定审核范围时要注意：

a）明确管理和技术范围（即不同部门和人员涉及不同要素）；

b）不漏组织机构中的任何部门和地点，只是侧重点不同；

c）不能遗漏对管理层的审核；

d）不能遗漏对现场工作的审核。

【标准条款】

> b）确定审核标准和审核范围；

【条款理解】

1. 审核准则

审核准则是用于与客观证据进行比较的一组要求。如果审核准则是法定的（包括法律或法规的）要求，则审核发现中经常用"合规"或"不合规"这两个词描述。要求可以包括方针、程序、作业指导书、法定要求、合同义务等。审核准则有时也称为审核依据，内部审核依据也是不符合的断定依据，主要涉及以下内容：

a）质量体系建立的标准、相关专业应用说明。如 CNAS-CL10:2020《生物样本库质量和能力认可准则》；当是医学实验室时，可能还包括其专业的应用说明，如 CNAS-CL02:2012《医学实验室质量和能力认可准则》（2019-2-20 第二次修订）、CNAS-CL02-A001:2021《医学实验室质量和能力认可准则的应用要求》；

b）相关 CNAS 规则文件。如生物样本库涉及认可，还需满足 CNAS 相关规则文件的要求，如 CNAS-R01:2020《认可标识使用和认可状态声明规则》、CNAS-RL02:2018《能力验证规则》、CNAS-RL10:2020《生物样本库认可规则》、CNAS-CL01-G002:2021《测量结果的计量溯源性要求》；如生物样本库涉及内部校准，还包括 CNAS-CL01-G004:2018《内部校准要求》；

c）生物样本库的管理体系文件。包括质量手册、程序文件、作业指导书等管理体系文件；

d）生物样本库的检验标准或行业规范。如《中国医药生物技术协会生物样本库标准（试行）》等；

e）相关法律法规。如《生物样本库建设管理规定》、《人类遗传资源管理暂行办法》等。

2. 审核范围

审核范围是审核的内容和界限。审核范围通常包括对实际或虚拟位置、职能、组织单元、活动和过程以及所覆盖的时期的描述。虚拟位置可理解为实验室的流动工作地点，它是不确定的，根据工作需要而变化的。建议内部审核每 12 个月进行一次。内部审核的周期和覆盖范围应当基于风险分析。CNAS-GL011《实验室和检验机构内部审核指南》为内部审核的实施提供了指南。

审核范围包括质量管理体系的所有活动和过程，要覆盖管理体系所涉及的所有部门、场所、地点、主要人员和设备、检验，主要涉及以下内容：

a）组织机构图中的所有部门；

b）组织机构图中的所有人员；

c）所有活动和过程，特别是活动。

在体系运行初期应全要素审核，运行一定时期后，每年重点审核的范围或内容可以不同，根据策划（风险分析）而定，策划依据如下：

a）事先分析以前主要问题（涉及：要素、部门、检验项目）；

b）实验室当前的重点工作；

c）实验室关注的要素。

以下是每次内部审核都要重点涉及的内容：

a）生物样本库的过程（特别是不符合输出、投诉、质量控制）；

b）纠正措施及实施的有效性审核；

c）预防措施（风险）及实施的有效性审核；

d）前次内部审核；

e）前次管理评审；

f）人员能力。

【标准条款】

c）确保审核结果向相关管理层报告；

【条款理解】

审核结束后，由质量负责人（或委托的内审组长、其他人员）召开审核总结会，审核员在会上应提交审核记录和审核评价意见，由质量负责人确定不符合项，制定出审核汇总表，写出审核报告。审核报告由综合部存档（受审核部门可复印一份留存）。

内审报告是对内审活动中发现的客观证据和观察结果的统计分析、归纳和评价。内审报告由质量负责人（或审核组长）负责编制，并在现场审核后于规定期限内以正式文件的形式提交实验室管理层。

内审报告的内容，包括但不限于：

a）审核日期；

b）审核目的和范围；

c）受审核部门及代表、审核组成员；

d）实施审核准则（依据）；

e）不符合项和观察项的统计分析（表）；

f）对受审核方的综合评价，给出审核结论；

g）其他改进建议（还可涉及审核过程、审核员评价、风险等）；

h）提出纠正措施实施要求；

i）纠正与纠正措施有效性跟踪验收；

j）报告的发放范围及清单；

k）报告的批准（标志）；

l）报告的附件（如：不符合项及观察项报告）等。

【标准条款】

d）及时实施恰当的改正和纠正措施；

【条款理解】

在内部审核活动中，一般会发现不符合输出或观察项，生物样本库要按本标准 7.11 不符合输出和 8.7 纠正措施条款要求执行，及时对其采取适当的纠正和纠正措施，并跟踪验证其有效性。

【标准条款】

e）保留记录以作为审核方案和审核结果的证据。

> 注：内部审核参考 GB/T 19011 提供的指南。

【条款理解】

一般来说，审核报告与审核计划、核查表、不符合项报告、观察项报告、纠正措施报告一同归档。

【标准条款】

> 8.8.2　生物样本库应在计划的周期内进行内部审核，并提供以下信息用于评估质量管理体系：
> a）是否符合下列要求：
> 1）生物样本库质量管理体系自身要求；
> 2）本标准要求。
> b）是否有效实施和维持。

【条款理解】

生物样本库应制定年度内部审核计划或方案（每次内部审核还要制定具体的实施计划），要按照程序和计划对生物样本库的质量活动（包括所有管理及技术要素）定期进行审核，其目的如下：

1. 验证生物样本库的质量管理体系是否符合生物样本库质量管理体系自身和本标准的要求（检查其符合性和有效性），能否持续符合本标准的要求。

2. 验证生物样本库的运作（体系运作和技术运作）是否符合生物样本库自身质量管理体系和本标准的要求执行（检查其实施的有效性）。

3. 验证能否持续符合本标准的要求，并持续运行。这也是内部审核报告中必须涉及的评价内容。

【实施案例】

内部审核实施主要包括：审核前准备，现场审核，编写审核报告，纠正措施的跟踪及内部审核报告等步骤。审核前的准备工作做得越细，现场审核就可越深入，因此，做好内部审核前的准备工作就显得至关重要。要求实验室应建立并维持内部审核程序，其中包括审核类型、频次、方法及所需的文件。制定年度内部审核方案（每次内部审核还要制定具体的实施计划），要按照程序和计划对实验室的质量活动（包括所有管理及技术要素）定期进行审核，目的是验证实验室运作

（体系运作和技术运作）持续符合质量管理体系的要求（符合性和有效性），确保持续符合本标准的要求。

第九节　质量管理评审（方式 A ）

【标准条款】

8.9　质量管理评审（方式 A ）

8.9.1　生物样本库最高管理层在计划的周期内应评审其质量管理体系，确保其持续的适用性、充分性和有效性，包括为满足本标准所声明的相关方针和目标。

8.9.2　管理评审的输入应记录，并应包含以下相关信息：

a）生物样本库相关的内部和外部关键变更；

b）目标实现情况；

c）方针和程序的适宜性；

d）以往管理评审采取措施的状态；

e）近期内部审核的结果；

f）纠正措施；

g）外部机构进行的评价；

h）生物样本库工作量和工作类型或工作范围变化；

i）提供者/接收者/用户反馈；

j）投诉；

k）实施改进的效果；

l）生物样本及相关数据的充分性；

m）风险识别的结果；

n）质量控制的结果；

o）其他相关要素，如监测活动和培训。

8.9.3　管理评审的输出应记录与以下内容相关的决定和措施：

a）质量管理体系及其过程和流程的有效性；

b）与满足本标准要求相关的活动的改进；

c）所需要的生物样本及相关数据的提供；

d）任何变更的需求。

【条款理解】

1. 管理评审的策划

评审策划一般以评审计划的形式形成书面记录，内容包括参与评审人员、评审时间、评审内容等。

2. 管理评审的准备

在管理评审的准备过程中应针对评审的内容进行实际情况的调查了解，做到有的放矢，也可以由有关责任部门准备专题文件和资料。如果可能的话，可预先将涉及评审内容的有关文件或资料分发给参加评审的人员，以便他们有充分的时间准备意见。

管理评审的输入至少应包括以下评估结果信息：

a）生物样本库相关的内外部因素变化；

b）目标实现情况；

c）方针和程序的适用性；

d）以往管理评审采取措施的状态；

e）近期内部审核的结果；

f）纠正措施；

g）外部机构的评价；

h）生物样本库工作量和工作类型或工作范围变化；

i）提供者/接收者/用户反馈；

j）投诉；

k）实施改进的效果；

l）生物样本及相关数据的充分性；

m）风险识别的结果；

n）质量控制的结果；

o）其他相关要素，如监测活动和培训。

在管理评审准备阶段，管理者要将这 15 个输入进行前期分工，并结合每年工作重点和薄弱点，提出前期准备的具体要求，让准备者有的放矢。管理评审必然是在大量数据统计分析的基础上才能进行。最好在管理评审会议前，能提早收集这些输入，先进行初步审阅，保障管理评审会议能开得有质量、有效率。

3. 管理评审的实施

由样本库最高管理者（执行者）主持管理评审会议，同时各部门的负责人和有关人员参加，对评审内容展开充分的讨论和评价。管理评审的依据是受益者的期望，包括提供者/接收者/用户需求、有关法规和标准的要求、样本库母体组织和样本库全体员工的期望。可通过集体讨论或专题研讨的评审方法，达到评审的目的和要求；也可以将评审的项目和要求列成表格，并按某一评审逐一评价。同时可以调阅评审有关质量管理体系文件和记录，深入现场核查必要的专题或专项，核查必要的过程、结果和活动的质量实施评审。

4. 管理评审报告

管理评审后，应提交有关评审情况、结论和建议的书面报告，以便样本库管理层采取必要的措施。管理评审结果应包括对质量管理体系适宜性做出评价，以及影响质量管理体系适宜性、充分性和有效性问题的解决方案，并跟踪解决方案最终实施情况。管理评审报告应由样本库最高管理者签署，并在样本库内部公布或分发至有关部门。管理评审报告的内容一般包括：

a）评审概况：包括进行本次管理评审的目的、内容和实际做法、参加评审的人员、评审日期等；

b）对质量管理体系运行情况及效果的综合评价；

c）针对生物样本库面临的新形势、新问题、新情况，质量管理体系存在的问题与原因；

d）关于采取纠正措施或应对风险及机遇措施的决定及要求。

5. 管理评审结果处理

管理评审将根据发展的需要或存在的问题提出对质量管理体系的调整和改进。内容可以是：

a）质量管理体系及其过程的有效性；

b）与满足本标准要求相关的活动的改进；

c）所需的生物样本及相关数据的提供；

d）任何变更的需求。

管理评审的结果经常涉及质量管理体系的修改，样本库管理层应监控并客观评价样本库在进行生物样本保藏工作时所提供的服务质量和适宜性，确保在商定的时间内按规定进行质量管理体系的修改。在管理评审结束后，样本库应对管理评审中提出的改进措施进行跟踪检查，以便尽快地落实和取得效果，并验证其实施效果，质量负责人对改进措施的完成情况进行监督和控制，并将其作为下次管理评审的输入信息。

6. 管理评审记录

管理评审后应将文件和记录归档。管理评审报告、资料和记录要形成档案，妥善保存。管理评审的记录包括三种，一是输入报告，二是会议记录包括评审概况、评审过程，三是输出报告。记录应当易于获得，并按规定的时间保存至少 6 年。

7. 两次管理评审的时间间隔不宜大于 12 个月。尤其是质量管理体系初建期间，评审间隔宜缩短。

【实施案例】

样本库管理评审、内部审核和日常监督是管理层做好质量管理的三大抓手。

管理评审的目的是定期评估样本库质量管理体系、样本库质量方针和质量目标与样本库生物样本保藏实际工作需求是否持续地适宜、充分和有效。

最高管理者应亲自主持一年一度的管理评审会议，管理评审会议只需要相关职责负责人参加即可，不需要样本库全体人员参加。

质量主管通过全面策划，将标准中要求的至少 15 个管理评审输入项（样本库可以依据需要多于 15 个，但不能缺失这 15 个），按照各自日常职责分工，让参与管理评审的相关人员提前准备好各自管评输入信息和各自实际评估后得出的输出信息，在管理评审会议上分别进行报告。最高管理者将全部管评输出信息进行合议，最后得出管评决议（参考表 8-5）。

应将年度管评决议告知全体员工，管评决议不是不符合项，是样本库来年要解决的大事，所以应转化为第二年工作计划。管理层应确保管理评审决定的措施在规定时限内完成。

管理评审后应将文件和记录归档。

表 8-5　2021 年度××××管理评审决定一览表

表格编号：××××

序号	管评决议	责任人责任部门	约定完成时间	中期监督完成情况监督人（签名）	实际完成时间（责任人签名）	验收结论（中心主任签名）
1	协助医院人事处，提供招聘需求和条件，招聘组织样本处理技术人员 1 名	张**中心秘书	2022-09-30	2022-03-28		
2	完成人遗年度报告，迎接×××人类遗传资源管理条例检查	李*人遗	2022-01-30	2021-12-30		
3	2022 年 6 月接受 CNAS 生物样本库 ISO 20387 监督评审，准备迎接认可评审和现场评审不符合项整改	张**中心秘书赵**质量主管	2022-08-30	2022-03-28 2022-08-01		
4	样本库信息系统新增存储容器最大承载容量提前报警功能，新增样本库对医院贡献指标统计功能	郭*信息管理员	2022-10-30	2022-06-01		
5	……					

参 考 文 献

GB/T 38576—2020《人类血液样本采集与处理》

GB/T 38735—2020《人类尿液样本采集与处理》

GB/T 40352.1—2021《人类组织样本采集与处理 第 1 部分：手术切除组织》

GB/T 41908—2022《人类粪便样本采集与处理》

GB/T 42060—2022《医学实验室 样品采集、运送、接收和处理的要求》(ISO/TS 20658:2017，
    IDT)

GB/T 42080.1—2022《分子体外诊断检验 冷冻组织检验前过程的规范 第 1 部分：分离 RNA》
    (ISO 20184—1:2018，IDT)

GB/T 42080.2—2022《分子体外诊断检验 冷冻组织检验前过程的规范 第 2 部分：分离蛋白质》
    (ISO 20184—2:2018，IDT)

GB/T 42216.1—2022《分子体外诊断检验 福尔马林固定及石蜡包埋组织检验前过程的规范 第
    1 部分：分离 RNA》(ISO 20166—1:2018，IDT)

GB/T 42216.2—2022《分子体外诊断检验 福尔马林固定及石蜡包埋组织检验前过程的规范 第
    2 部分：分离蛋白质》(ISO 20166—2:2018，IDT)

GB/T 42216.3—2022《分子体外诊断检验 福尔马林固定及石蜡包埋组织检验前过程的规范 第
    3 部分：分离 DNA》(ISO 20166—2:2018，IDT)

GB/T 43279.1—2023《分子体外诊断检验 静脉全血检验前过程的规范 第 1 部分：分离细胞
    RNA》(ISO 20186—1:2019，IDT)

GB/T 43279.2—2023《分子体外诊断检验 静脉全血检验前过程的规范 第 2 部分：分离基因组
    DNA》(ISO 20186—2:2019，IDT)

GB/T 43279.3—2023《分子体外诊断检验 静脉全血检验前过程的规范 第 3 部分：分离血浆循
    环游离 DNA》(ISO 20186—2:2019，IDT)

ISO 20184—3:2021 Molecular in vitro diagnostic examinations-specifications for pre-examination
    processes for frozen tissue-Part 3：Isolated DNA

WS/T 348—2011《尿液标本的收集及处理指南》

WS/T 640—2018《临床微生物学检验标本的采集和转运》

WS/T 661—2020《静脉血液标本采集指南》

WS/T 662—2020《临床体液检验技术要求》